MANUAL DE PRIMEROS AUXILIOS Y PEQUEÑAS URGENCIAS

Primera edición: Octubre de 2017

Salud y bienestar • Editorial Arcopress
Directora editorial: Isabel Blasco
Diseño y maquetación: Teresa Sánchez-Ocaña
Corrección de textos: Maika Cano

Imprime: Gráficas La Paz
ISBN: 978-84-17057-06-0
Depósito legal: CO-1649-2017
Hecho e impreso en España - *Made and printed in Spain*

INTRODUCCIÓN

Vamos a ser eminentemente prácticos. En un manual de este tipo, el lenguaje directo y sencillo puede ahorrar un tiempo que puede ser precioso. Así que con la premisa de la urgencia, trataremos de dar respuesta a lo que busca: primeros auxilios o pequeñas urgencias.

O sepa qué hacer si... Y en los puntos suspensivos ponga las mil y una cuestiones que diariamente pueden ocurrir en una casa, sobre todo si en ella viven niños pequeños o ancianos. Para que sepa cómo reaccionar, para que sepa lo que debe hacer y, en ocasiones, lo que no debe hacer.

ÍNDICE

ACCIDENTES DOMÉSTICOS

El 3,8% de la población española sufre en el año algún accidente doméstico o durante momentos de ocio.

La casa sigue siendo el lugar más peligroso (58,1% de los accidentes). Y es que, como señalaba un editorial de la revista *The Lancet,* «en nuestros hogares suelen descuidarse las normas más elementales de precaución contra los accidentes y se tolera temerariamente la existencia de riesgos que en la fábrica o en el taller más primitivo serían materia de escándalo público».

El que fue director general de la Organización Mundial de la Salud (OMS), el Dr. Halfdan T. Mahler, escribía en una ocasión: «El automóvil más veloz, el avión, la montaña más escarpada, un barco dando bandazos en plena tempestad, son menos peligrosos que la escalera o el dormitorio de cualquier vivienda. El tubo de pastillas que alguien dejó sobre la mesa por descuido, el agua hirviendo que se derrama, un destornillador o cualquier otra herramienta olvidada, causaron entre la infancia más inválidos, más muertes que la poliomielitis o la tuberculosis».

Y es que estamos acostumbrados a considerar las cuatro paredes de nuestra vivienda como el refugio seguro del grupo familiar. Y, sin embargo, hay que empezar a ponerle el adjetivo de insegura a esa seguridad.

La evolución social ha ido imponiendo sus normas. Las casas han tenido que hacerse más pequeñas y han tenido que situarse en edificios más altos. Y concebirse de otra forma. Más cristales, más ventanas, la posibilidad de más terrazas o balcones... Y eso sí, estamos en el imperio del electrodoméstico que nos ha hecho a todos la vida más fácil... y también más complicada.

Este es el escenario en donde se va a desarrollar gran parte de nuestra vida. Y debemos tomar conciencia de que esos muros que hace años fueron de cobijo, de resguardo, hoy no son más que un límite de la actividad, que encierra dentro numerosos peligros.

Más que el tráfico

Ya es sabido y las cifras se manejan en todos los foros: «El número de muertes en accidentes domésticos es diez veces mayor que el de accidentes de circulación y veinte veces mayor que en la actividad industrial, Además, gran parte de estas víctimas son niños. La razón: desconocer lo que se tiene entre manos. La defensa: la información». Así comenzaba la breve reseña de *El País* sobre un congreso sobre el tema celebrado en Vitoria.

Aunque las cifras puedan —y de hecho sean— discutibles, no cabe duda de que el accidente doméstico es hoy una auténtica plaga. Y conviene recordar, ahora, en este punto de reflexión, que cuando las grandes enfermedades están siendo derrotadas por la ciencia, cuando las enfermedades infecciosas —excepto el SIDA— son más recuerdo que actualidad, los accidentes, según los segmentos de población, son la primera causa de muerte.

Según el *Diccionario de la Lengua Española,* accidente es aquel suceso eventual o acción de la que involuntariamente resulta daño para las personas o las cosas. Por su parte, la Organización Mundial de la Salud señala que «el accidente representa un suceso independiente de la voluntad humana, desencadenado por la acción súbita y rápida de una causa exterior y que se traduce en una lesión corporal o mental».

No vamos a entrar en más definiciones. Todos tenemos conciencia clara del accidente. Lo que quizá no tengamos asumido con la misma claridad es que el accidente casi nunca es accidental. O dicho de otro modo, que un alto porcentaje de accidentes podrían haberse evitado.

Como medida inicial que evitaría muchísimos accidentes habría que hacer una recomendación de obligado cumplimiento: utilice cada elemento y cada objeto solo para lo que ha sido hecho. En otras palabras, una silla es para sentarse, no para hacer de escalera. Una tijera es para cortar, no para intentar desmontar la plancha; aunque puedan servir, no están concebidas para ello. Recuérdelo siempre: cada cosa tiene su uso y está pensada y diseñada para eso. Pretender que tenga otras muchas utilidades es, cuando menos, un desafío.

Sobre todo, caídas

Los accidentes más frecuentes son los causados por:

- Las caídas, con un 41,4% de los casos.
- Los aplastamientos, cortes y desgarros, un 22,6%.

- Los golpes o choques, un 13%.
- Los producidos por efectos térmicos o quemaduras, un 9,6%.
- Los esfuerzos físicos o agotamientos, un 4,2%.

Según las estadísticas, las mujeres sufren más accidentes domésticos que los hombres (un 56,2% frente a un 43,8%), si bien hasta los cuarenta y cinco años son los hombres los que acumulan un mayor número de lesiones, sobre todo entre los quince y los veinticuatro años como consecuencia de actividades relacionadas con juegos y al aire libre.

En los hombres son más frecuentes los golpes, mientras que en las mujeres predominan las quemaduras y las caídas. Por tramos de edad, las personas entre los veinticinco y los cuarenta y cuatro años son las que más accidentes domésticos y de ocio sufren (38,6%) y los que menos los menores de un año (0,16%).

El interior de los hogares aglutina el 58,1% de los accidentes, mientras que el 15,2% se produce en áreas de transporte y el 9,7% en zonas deportivas.

En cuanto al momento en el que se producen los accidentes, el 54% ocurre en días laborables, especialmente entre las mujeres. Los hombres, en cambio, acumulan más lesiones los fines de semana. Los índices de siniestralidad más elevados se producen en las franjas horarias de 9.00 a 12.00 horas y de 17.00 a 20.00 horas.

Por lo que respecta a la época del año con más siniestros, destacan los meses de abril, agosto y diciembre, períodos que suelen coincidir con vacaciones (Semana Santa, verano y Navidad).

Sobre las causas de los accidentes, el 37% de los lesionados opina que fueron fortuitas, un 25,5% que fue como consecuencia de una temeridad, y el 25,5% por distracciones. El 63% de los entrevistados asegura que sufrir un accidente le ha servido para extraer conclusiones, pero un 47% declara no haber extraído ninguna.

Niños: Consejos para tener en cuenta

Las caídas son los accidentes que más se repiten en la infancia. Para evitarlas, recuerde:

- El hueco de la escalera debe estar protegido.
- Las ventanas y balcones deben tener un cierre inaccesible para el

niño, que no pueda abrirlo con facilidad.

• En terrazas y balcones nunca debe haber cajones o cubos que el niño pueda utilizar para subirse y asomarse al exterior.

• El uso de sillas altas no es aconsejable. Suelen ser inestables.

• Tampoco es aconsejable el uso de taca-taca o andador. Pueden lesionar sus pies. Y si bien es verdad que ayudan al pequeño a mantener el equilibrio, si cae, la caída puede ser más peligrosa.

• Cuidado con todo aquello que el niño pueda utilizar para llegar mejor a cualquier sitio.

• Es difícil, pero no hay más remedio: la vigilancia del adulto ahorra casi todos los accidentes. Los niños no deben estar solos.

En la calle. Deben jugar siempre lejos de donde haya tráfico. Y cuanto antes, deben de saber lo que significan los semáforos, deben aprender a respetarlos y se les debe enseñar a cruzar las calles, por dónde, cómo y cuándo.

• Por las aceras, el niño nunca debe ir por la parte de la calle, sino por el interior.

• El niño, en el coche, debe tener terminantemente prohibido jugar con las manillas de puertas y ventanas.

• En el momento de salir del coche, el niño debe salir siempre por el lado de la acera.

• Lo más importante de todo es dar ejemplo al niño como conductor y como peatón.

Intoxicaciones. La mayoría de los productos de limpieza utilizados en el hogar son tóxicos. Nunca deben estar al alcance de los niños.

• Respete siempre el envase original y no lo cambie nunca de botella. Recuerde que es inútil ponerle una etiqueta: el niño no se va a parar a leer.

• Con los medicamentos debe guardar la misma prevención: nunca al alcance de los niños. Es conveniente que el niño sepa el verdadero nombre de las cosas y para qué sirven. Nunca debe darle al niño un medicamento diciéndole que es un caramelo.

• Recuerde que los medicamentos más peligrosos son los que tienen colores brillantes, que suelen estar recubiertos de una capa de azúcar.

Quemaduras. Recuerde que son tres las fuentes que puede producir una quemadura al niño: líquidos calientes, fuego y electricidad.

• Todo brasero, sea eléctrico, de gas o de carbón, debe estar protegido de forma que los niños no puedan quemarse, ni permitan arder los objetos que el niño pueda meter en ellos.

• Siempre que económicamente pueda, el niño debe utilizar prendas de un material no inflamable o prendas ignífugas (los otros tejidos, además de tener fibras que queman rápidamente, se adhieren al cuerpo).

• Debe impedir que el niño juegue con cerillas o con mecheros. Al niño le atrae el fuego y si le ve manipularlo, intentará hacer lo mismo.

• Los mangos de sartenes y cazos deben estar siempre hacia adentro.

• Los enchufes deben estar siempre protegidos.

• Procure no arreglar ni revisar aparatos eléctricos delante de los niños. Es una forma de aumentar su curiosidad.

• Recuerde que electricidad y agua son incompatibles.

Otros consejos que debe tener en cuenta

• No deje que los niños transporten objetos de cristal. Pueden caerse y una caída que normalmente no tendría importancia, puede resultar trágica.

• Si los niños llevan un cuchillo o una tijera, acostúmbreles a que la punta de la hoja en el cuchillo y las puntas de la tijera estén siempre dirigidos hacia abajo. No debe ser cosa suya traer las tijeras, pero si lo hacen, recuerde: siempre con las puntas hacia abajo.

• Nunca deje las máquinas —del tipo que sean— en disposición de ser accionadas. Piense en la curiosidad del niño.

• Tenga un especial cuidado con los juguetes. Los hay que no pueden tragárselos enteros. Pero sí pueden descomponerlos.

• Recuerde que uno de los sentidos que el niño emplea más para conocer es el del gusto. Todo se lo lleva a la boca. Cuidado con lo que puede tragar, comer o chupar.

• Nunca cocine con los mangos de cazos y sartenes hacia afuera. Podrá tropezar usted o podrá ser el agarradero de un niño que quiera mirar lo que hay dentro.

• Nunca esté en la cocina en bata de manga ancha. Siempre se engancha con algún utensilio.

• En cuanto algún utensilio de la cocina no sea estable procure arreglarlo. Es un peligro grande y serio.

• Recuerde que cuando usted mira lo que hay dentro del horno y abre la puerta, suele hacerlo con un paño de cocina en la mano. El niño no sabe eso. Si quiere mirar lo que hay dentro, cogerá la puerta directamente. Y eso tiene peligros evidentes: que se queme con la puerta, que quiera coger lo que hay dentro del horno o que además se tire sobre sí mismo lo que se esté cocinando encima.

• Lentejas, garbanzos, alubias, y en general toda legumbre, debe estar en su sitio, preferiblemente fuera del alcance de los niños. Ellos quieren jugar y es fácil que se atraganten. Recuerde que los frutos secos con la humedad aumentan de tamaño.

• Piense en dónde tiene los productos de limpieza. Tenerlos bajo el fregadero, es un riesgo.

• Nunca deje el resto de algún detergente, de aguarrás o de aguafuerte en un frasco abierto al alcance de los niños. Y lo que nunca debe hacer es cambiar el envase original, especialmente si, además, incluye el resto de cualquier producto en una botella que al niño le pueda resultar familiar.

• En muchos hogares se guardan las bolsas de plástico de la compra por si en algún momento hacen falta. También es fácil que en cualquier cajón se guarden las bolsas para la basura. Si hay niños deberá explicarles que esas bolsas nunca son para jugar. Ha habido muchos casos de asfixia porque el niño metió la cabeza en una de esas bolsas.

• Los cuchillos deben tener su sitio concreto y exclusivo.

• Si utiliza una lata de conserva para echar a algún guiso o alguna ensalada, conviene que antes de tirarla a la basura guarde la lata ya utilizada en la caja de cartón que traía. Así cuando quiera apretar el contenido de la basura no se cortará.

• Recuerde eso mismo al arrojar a la basura algún objeto punzante, o cortante. Siempre tratamos de apretar el contenido de las bolsas. Ese objeto punzante o cortante nos puede lesionar.

• Atención al microondas. Recuerde que puede calentar un alimento de forma desigual. Muchos adultos nos hemos quemado precisamente por ello. Probamos el alimento —un puré, por ejemplo— y nos resulta templado en la primera cucharada. En una segunda, nos podemos quemar la lengua. Piense en el puré del niño.

• Si se le enciende el pelo mientras cocina, póngase inmediatamente bajo el grifo y cúbrase después con un paño húmedo.

• Nunca será suficiente la insistencia en afirmar la incompatibilidad entre electricidad y agua. Y si existe algún lugar donde las dos puedan darse es, precisamente en el cuarto de baño. Hay muchas duchas que pueden mojar enchufes. Y hay muchos enchufes a los que se puede acceder desde la ducha o desde el baño. Un enchufe, en el baño, siempre es un riesgo, porque siempre existe la posibilidad de tener las manos húmedas.

• Si usa algún aparato eléctrico en el baño —secador de pelo, maquinilla de afeitar, etc.— no cometa imprudencias: que el suelo esté seco, ponga una alfombrilla bajo los pies y nunca esté descalzo.

• Un accidente que casi le cuesta la vida al astronauta John Glenn fue el más simple y más común del cuarto de baño: un resbalón en la bañera. La caída no suele ser grave, pero la posibilidad de tropezar con la cabeza en cualquiera de las superficies duras que hay, la convierten en seria y peligrosa. Es imprescindible poner una alfombrilla antideslizante en el fondo de la bañera o de la ducha.

• En la bañera o en la ducha debe haber además una barra que sirva de asidero. Sobre todo si hay personas mayores.

• Cuando vaya al baño tenga muy cerca de sí la toalla. Un esfuerzo para acercársela desde la bañera, puede ser la causa de un resbalón comprometido.

• Si está bañando al niño, considérelo una ocupación prioritaria. No atienda a ninguna otra cosa, aunque el teléfono no deje de sonar. Un niño en la bañera ya supone bastante riesgo como para dejarle solo. Recuerde que para bañar al niño debe echar primero un poco de agua fría y luego ir añadiendo la caliente hasta que llegue a la temperatura correcta. Para saberlo, meta el codo en el agua. Tiene que notarla ligeramente caliente.

• Muchas veces en el armarito del cuarto de baño guardamos restos de medicamentos utilizados de una prescripción anterior. Es esta una costumbre que debemos abolir por muchas razones. La primera es que es difícil que se vuelvan a dar las mismas circunstancias que recomendaron aquel fármaco; la segunda, que es posible que esté pasado de fecha; y la tercera, que un medicamento abierto siempre puede crear equívocos y confusiones y ser ingerido cuando no convenga.

• Los medicamentos no deben estar en el cuarto de baño, aunque los esté usando. La humedad y la temperatura que alcanzan mientras usted o alguien se ducha puede alterar sus propiedades.

• El armarito del baño no debe estar al alcance de los niños. Cosméticos, colonias y productos de aseo pueden ser un peligro para el pequeño.

ACCIDENTES EN LOS OJOS

Recuerde que casi todo accidente podía haberse evitado. Una idea de prevención, una costumbre de seguridad, un pensamiento constante de lo que puede ser peligroso, evitarían más del 90% de eso que llamamos accidente y que en el fondo no es más que imprudencia. El 90% de todas las lesiones oculares podrían evitarse si se tomaran precauciones.

En la casa

Como dice la Asociación contra la Ceguera, casi siempre que se habla de lesiones oculares pensamos en el ambiente laboral o en el deportivo. Y aunque ciertamente el accidente laboral es frecuente, no es despreciable ese 45% de lesiones que se producen en el hogar. Diariamente pasan por nuestras manos, en la casa, una serie de productos que pueden causar esas lesiones.

• Materiales de construcción como trozos de metal, maderas, astillas, clavos, cal, cemento, yeso…

• Elementos y herramientas, sierras, equipos de soldar, baterías, herramientas con motor...

• Productos de mantenimiento hogareño y de familia como sustancias químicas, blanqueadores, ácidos, adhesivos y colas.

• Artículos de uso personal como cosméticos, cepillos, peines, lentes de contacto…

Lo curioso es que profesionales que se cuidan y previenen en su ambiente laboral, no creen que en la casa haya peligros al emplear materiales y herramientas.

También son peligrosos los productos de limpieza. Muchos se componen de sustancias químicas capaces de irritar la superficie del globo ocular, la córnea o el revestimiento de los párpados. Cáusticos —para limpiar desagües, por ejemplo—, detergentes concentrados, blanqueadores, limpiadores de hornos, disolventes, diluyentes, quitapinturas, materiales de soldadura, son potencialmente peligrosos.

Por supuesto, depende de la naturaleza de la lesión. Si hablamos de lesiones de naturaleza química, hay que pensar que cada segundo que la sustancia permanezca en el ojo aumentará la magnitud de la lesión.

Si un ácido o una sustancia irritante entra en el ojo

• Vaya al grifo, sostenga abiertos los párpados y lave suavemente el ojo con agua fresca de forma continua durante quince minutos por lo menos.

• Si no tiene grifo, eche agua en el cuenco de la mano y llévela a su ojo hasta que encuentre agua fresca y pueda lavarlo.

• Séquelo después con toques suaves, no frote ni aplique bálsamos.

• Vaya al especialista.

• Si es posible conserve el recipiente de la sustancia que provocó el accidente para conocer la fórmula e identificarla de forma precisa.

Si entra en el ojo un objeto extraño

• Lo primero que debe tener en cuenta es que nunca debe frotar el ojo, porque solo conseguirá irritarlo más.

• Busque un lugar con buena iluminación. Abra el ojo herido. Si el objeto está en el párpado inferior tire hacia afuera de las pestañas y con una gasa limpia o con la punta de un pañuelo limpio, intente arrastrarlo.

• Levante el párpado superior hacia afuera y superpóngalo al inferior. En la mayoría de los casos, la sobreproducción de lágrima lavará el ojo y eliminará el objeto. Si no lo consigue intente levantar el párpado para dejar al descubierto la mayor parte del ojo que sea posible. Puede ayudarse de una barrita fina que no corte. Apóyela paralelamente al párpado y tire de las pestañas hacia fuera y hacia atrás. Se trata de lograr la reversión el párpado. Luego, limpie con una gasa o un pañuelo limpio.

• Si la partícula no sale, cierre el ojo, véndelo suavemente y acuda a un especialista.

Erosión

Es la lesión que se produce cuando se raya la superficie de la córnea. Recordemos que la córnea es el recubrimiento exterior del ojo, que protege el ojo del mismo modo que el cristal del reloj protege la esfera y las agujas. Cuando se raya la superficie de la córnea, se nubla. Si la nubosidad estuviera en el centro, frente a la pupila, se podría comprometer seriamente la visión. Esa erosión la pueden causar desde uña a peines, cepillos del pelo, horquillas y hasta una página de una revista. Son muchas las cosas que pueden rasgar o rayar esa superficie. Cualquier mota de polvo duro que entra en el ojo puede, si se frota, dañar el tejido corneal. Otras veces, esa erosión proviene de unas lentes de contacto o unas lentillas deformadas, mal puestas, mal manipuladas...

Hay que tener en cuenta en cualquier caso que la córnea es muy sensible y que puede doler con diferente intensidad.

• Lo primero que debe hacer si no se puede acudir a un centro o a un especialista, es cubrir el ojo y dejarlo en reposo.

• Es importante no mover la superficie del ojo si hay algún objeto dentro. Para ello conviene estar en una zona oscura o tapar los dos ojos: como el movimiento ocular está coordinado, aunque tapemos uno, es fácil que al mover el que no está tapado, gire también el lesionado.

• En manos de un especialista al que habrá de acudir, la lesión se resuelve, pero debe tener en cuenta que durante una temporada —unos meses— el tejido corneal del ojo lesionado no tiene la misma firmeza que el otro, de manera que no se podrá frotar como antes.

Contusión o perforación

Cuando nos golpeamos un ojo con un objeto liso y no cortante se produce una contusión. Es un golpe, sin más. La perforación se produce cuando ese golpe se provoca con algo punzante o cortante.

Si se produce, cuanto antes llegue a las manos del médico, mejor.

Lo que NO debe hacer

• **No debe lavar el ojo,** salvo que se haya salpicado con una sustancia tóxica o química. El lavado podría empeorar la lesión, sobre todo en caso de perforación.

• **No aplique ni pomadas** ni medicamentos en el ojo. Piense que en cuanto llegue al centro sanitario tendrán que quitarle todo para valorar la lesión.

• **No deberá intentar retirar sangre** si la hay, aunque produzca un aspecto dramático.

• Si el lesionado no puede abrir los párpados o le resulta doloroso, **no debe abrirlos,** aunque no se pueda ver, de momento, el alcance de la lesión. No se empeñe en ver cómo está el ojo a toda costa.

• **La persona lesionada no tiene por qué moverse.** Que mueva poco el ojo sano —a ser posible, nada— y ponga calma a su alrededor.

• **No le dé nada de comer** hasta llegar al centro sanitario. Esa precaución debe tenerla siempre que hay alguna lesión seria. Porque si hace falta cirugía de urgencia, la ingestión de alimentos puede perjudicar la anestesia.

Lesiones en el colegio

Sin duda, por los juegos y los deportes es en el colegio donde se producen más lesiones. No porque sea en el colegio en sí —puede ser a la entrada o a la salida— sino porque es en la edad escolar con juegos peligrosos en donde se producen dos tercios de todas las lesiones oculares en los niños.

• Juguetes con proyectiles, hondas, arcos, flechas, dardos, lápices, palos, juguetes de metal, equipos deportivos, todo ello mal empleado puede producir un accidente en los ojos. La vigilancia es imprescindible cuando se trata de niños:

• Esté alerta a los juguetes peligrosos (y muchos pueden serlo potencialmente).

• Los niños deben estar vigilados durante sus juegos.

• Hay que enseñar a los niños a jugar de manera menos peligrosa de lo que habitualmente hacen, especialmente si llevan objetos en la mano.

• Recuerde que las sustancias de limpieza pueden llevar productos químicos irritantes. No las deje nunca al alcance de los niños.

Si un niño se accidenta

• Evite el pánico. Si un niño le ve a usted excesivamente preocupado, le contagiará la preocupación. El niño cuanto más quieto esté tras la lesión, mejor.

• Siga los mismos consejos que hemos dado ya para lesiones.

Pomadas y gotas

Solo unas palabras sobre colirios y pomadas. Es la forma de aplicación más común para los ojos. Hay gotas que permiten instilar en el propio ojo el medicamento adecuado, sea antibiótico, sea antiinflamatorio o sea anestésico.

Lo que sí debe saberse es que el fármaco penetra a través de la mucosa y pasa a la sangre. Es frecuente que al poco tiempo de poner las gotas incluso se note un sabor extraño.

• En cuanto a colirios debe tenerse muy en cuenta que no se puede tocar el extremo del cuentagotas, ya que entonces podemos depositar gérmenes que lleguen después al ojo.

• Es importante conocer la fecha de caducidad. Casi todos los colirios caducan al mes de su apertura.

• No conviene abusar de los colirios estéticos. En el fondo pueden acabar irritando el ojo.

• En la aplicación tanto de pomadas como de colirios, cuanto menos tiempo se tenga abierto el tubo o el frasco, mejor.

• El extremo del envase, para depositar la gota o la pomada, no debe nunca tocar el ojo.

ACCIDENTE DE TRÁFICO

Siga estos consejos:

• Proteger
• Avisar
• Socorrer (si sabe)

Sanidad ha presentado una guía de recomendaciones para optimizar la atención sanitaria al accidentado de tráfico.

Una vez que se ha producido el accidente todos los esfuerzos deben dirigirse a limitar la gravedad del traumatismo y del sufrimiento que ocasiona, a prevenir las muertes y evitar las discapacidades.

El Dr. Adams Crowley, director del Centro de Atención al Shock Traumático de Maryland, dice que «hay una hora de oro entre la vida y la muerte. Si estás gravemente lesionado, tienes menos de sesenta minutos para sobrevivir. Puedes no morir entonces, pero lo puedes hacer tres días o dos semanas después, porque algo ha ocurrido en tu cuerpo que es irreparable».

Lo que debe hacer

• **Proteger.** No olvide nunca la secuencia P.A.S., que son las iniciales de Proteger — Avisar — Socorrer. Por ese orden y sin precipitaciones. Si presencia el accidente aparque bien y señalice cuanto antes (luces de emergencia, triángulos, focos, linternas si es de noche...). Compruebe si hay gasolina derramada y pida que la cubran con tierra o arena. Si hay fuego en los vehículos trate de apagarlo. Y procure señalizar el tráfico hasta la llegada de la Guardia Civil.

• **Avisar.** Llame al 112, Guardia Civil o Cruz Roja. Recuerde que debe decir el número de teléfono desde el que llama (por si hay que comprobar la llamada o para recibir información); lugar del accidente con todos los datos posibles que faciliten la llegada de auxilio; una descripción somera del accidente para que se puedan evaluar los recursos necesarios; y el tipo de accidente (atropello, vuelco, salida de la carretera, choque de dos vehículos...).

• **Socorrer.** Hay una frase que puede llamar la atención pero que los expertos señalan como importante: Si no sabe, no socorra. Porque una atención con la mejor voluntad, pero sin conocimiento, puede agravar la circunstancia. Por eso una norma que se debe respetar siempre es **no mover al accidentado salvo que corra un peligro inminente (riesgo de explosión del vehículo o de incendio).** No intente cogerle usted solo en brazos. Déjelo tumbado y si es posible tápelo con una manta o con lo que sea para que no pierda calor. Procure que tenga una buena respiración. Permanezca a su lado para que se tranquilice y vigile cómo va evolucionando. Procure que la cabeza esté inmóvil porque si la fractura es de columna puede causar una lesión seria. No lo doble ni lo incline. Suele existir la tentación de parar al primer coche que se acerque para trasladar a la víctima a un centro sanitario. No es aconsejable. Ese traslado, si hay fracturas, puede ser grave. Espere a que llegue la ambulancia que tiene los elementos precisos para trasladar al herido de la mejor forma.

Y recuerde...

• Si se rompe un vaso importante y hay pérdida brusca y abundante de sangre puede ser grave. Perder una tercera parte de la sangre es ya muy comprometido. Si la pérdida es grande, puede producirse un shock, un desmayo.

• Lo primero que debe hacer es acostar al herido (Imagine que el ser humano es como una botella cargada de sangre. Y que el tapón, es por su situación, el punto más importante que debe tener siempre riego: el cerebro. Si se abre un orificio en la botella, por la propia presión de la sangre, la zona que primero se va a quedar sin riego es la más alta, que es la que más la necesita. Por eso siempre se debe acostar al herido, pero no del lado de la hemorragia, claro, sino del lado contrario.

• Y después la regla clásica del socorrismo: apretar para detener la salida de la sangre y ayudar a la coagulación. Acostar, (recuerde el ejemplo de la botella) Y avisar a un centro sanitario o a quien pueda disponer de un transporte urgente. ***(VER HEMORRAGIAS).***

ACETONA

Si surge es por acumulación excesiva de cuerpos cetónicos, es decir, por una combustión incompleta de las grasas.

Todos tenemos algo de acetona, aunque en cantidades muy pequeñas. El organismo necesita glucosa como fuente de energía para que los músculos la quemen. Si un organismo no tiene glucosa en cantidad suficiente, quemará entonces las sustancias grasas. En esa combustión se producen cuerpos cetónicos o acetona (en el caso de los diabéticos puede ser grave).

El cuadro suele ser este: el niño vuelve del colegio. Llega triste, cansado, sin ganas de comer. Tiene fiebre y la garganta irritada. La madre le hace las preguntas normales: ¿Hiciste caca? ¿Qué te duele? ¿Has corrido demasiado? ¿Has gritado en el recreo? Y le pone el termómetro. La fiebre justifica que el niño vaya a la cama y de momento, como medida preventiva, que no tome nada más que agua. A las pocas horas, el niño tiene angustia, vomita y al hacer pis, hay un olor como de manzanas. Esto quiere decir que el organismo del niño, ante la falta de glucosa provocada por la dieta, ha empezado a quemar grasas y a producir acetona que ha pasado a la orina. Si la madre ha tenido más hijos con este problema, ya será una experta y comprará en la farmacia unas tiritas reactivas para saber si hay o no acetona. Y evidentemente, la tirita denunciará la presencia de acetona en la orina. Hay que comunicárselo al médico. No olvide que se producen vómitos y que puede que se establezca un círculo vicioso: si el niño toma algo para evitar la acetona, lo vomita, con lo que la escasez de alimentos produce más acetona.

Lo que debe hacer

• En un primer momento, **darle agua muy azucarada.** Poco a poco. Una cucharada y cuando la admita, otra. Debe saber que se trata de un trastorno pasajero del metabolismo que recurre a las grasas para obtener la energía, bien porque ha habido un desgaste excesivo y no hay repuesto, bien porque la dieta no contiene suficientes hidratos.

• A partir de la primera vez, hay que **tener cuidado y vigilar que la alimentación del niño tenga pocas grasas** y más hidratos. No se trata de desequilibrar su dieta a favor de la glucosa sino de estar atentos. Y de ser conscientes de que si aparece fiebre, aunque sean solo unas décimas, puede repetirse la acetona.

• Es entonces cuando deben **suprimirse fritos, embutidos y carnes grasas** y cuando debe darle zumos de frutas, bebidas azucaradas e hidratos de carbono.

ADENOIDES (vegetaciones)

Pertenecen al mismo sistema que las amígdalas. Y así como las de la garganta se inflaman —es lo que popularmente llamamos «anginas»— también se pueden inflamar estas vegetaciones, que se sitúan en la faringe, por arriba y por detrás de las fosas nasales. Técnicamente se llaman adenoides.

Sin que se sepa por qué —aunque parece debido a una disposición personal— en un momento determinado, esa masa situada detrás de la nariz, por dentro, empieza a crecer. Cuando la masa alcanza un cierto tamaño, es posible que pueda dificultar —e incluso impedir— el paso del aire desde la nariz hasta la laringe. Como resultado, se respira siempre por la boca.

Quien padece vegetaciones adopta una expresión muy particular, «cara de vegetaciones», con la boca entreabierta, barbilla saliente y nariz tapada. Al no poder respirar por la nariz —la masa de vegetaciones obstruye el conducto—, respira por la boca y por eso se pronuncia nasalizando, como si se tuviera un catarro permanente.

Respirar por la boca reseca las mucosas, lo que aumenta las posibilidades de una infección como una otitis o una bronquitis. Además, puede haber falta de oxigenación por una respiración siempre bucal y por tanto superficial.

Lo que debe hacer

- **Si sospecha que su hijo tiene vegetaciones** —los síntomas más claros son la boca semiabierta, ronquido nocturno, mala respiración por la nariz, etc.— acuda a un otorrino. El detectará inmediatamente la existencia de adenoides. Y valorará si son lo suficientemente grandes como para que sea necesaria la operación, porque no se trata solo de un problema respiratorio, sino que toda la protección que esas mucosas brindan desaparece. Hay una gran facilidad para infecciones, con lo que las vegetaciones crecerán aún más, provocando un círculo vicioso. Cuantas más vegetaciones más obstrucción; cuanta más obstrucción, más facilidad para nuevas infecciones; cuantas más infecciones, más crecimiento de vegetaciones. A lo que se añade el riesgo de tener en ese punto, detrás de la nariz, un foco permanente de infección.
- **No es fácil que un bebé las padezca.** Aunque, ciertamente, si las padeciera, la situación sería distinta y más urgente, porque al tener la nariz tapada, su única vía de respiración sería la boca. Lo que supondría enormes dificultades para mamar o tomar el biberón. Y empezarían las angustias con la comida y con el chupete, y los lloros continuos. Y sería necesaria la intervención. Y cuanto antes, mejor.
- **Se debe operar cuando diga el especialista** que es el único que puede valorar la situación. Normalmente, hay unos síntomas generales que indican la necesidad de intervenir y que suelen depender de la intensidad de las manifestaciones. Si el niño ronca; si tiene obstruido el paso del aire por la nariz y siempre lo hace por la boca; o si durante la noche o durante el sueño, el niño se despierta angustiado (precisamente por no respirar).

• Una de las consecuencias más frecuentes de las vegetaciones son las **infecciones repetidas de oídos.**

• Otra indicación para pasar por el quirófano es si las **vegetaciones duran mucho y si se repiten con frecuencia.** Los especialistas sostienen que si aparecen por lo menos cinco veces al año o más de tres veces durante dos años, es conveniente eliminarlas quirúrgicamente. La intervención es sencilla y suele realizarse con anestesia general y con intubación. Un aspecto muy curioso y que debe conocer es que el paciente suele tener durante los días siguientes a la intervención una sensación permanente de mal olor.

• Y debe saberse que pueden volver a crecer. No olvidemos que se trata de una predisposición personal, independientemente de las infecciones posteriores. Lo que tiene que quedar claro es que **las vegetaciones son muy difíciles de evitar y muy fáciles de resolver.**

Pasada cierta edad, las vegetaciones comienzan a atrofiarse.

AFTAS

Las aftas son esas llagas que surgen de vez en cuando en la boca y que en cuanto tomamos vinagre o limón, sentimos dolorosamente. La palabra significa literalmente quemadura.

La definición científica dice que es una lesión en la mucosa de revestimiento. Puede ser redondeada u ovalada y con un fondo amarillento. Aunque pueden aparecer en cualquier parte de la boca, tienen una especial predilección por los pliegues que se forman entre el labio y la encía. No tienen ninguna importancia salvo la incomodidad y la molestia durante las jornadas que dura. Es una ulceración benigna que permanece, como mucho, ocho días.

Otra de sus características es que pueden aparecer aisladas o formando un auténtico conjunto que nos impide hasta comer. De todos modos, no hay una repercusión en el estado general de quien las padece. Y eso si, quien tiene un afta va a tener más.

No se sabe la causa real. Incluso durante un tiempo se pensó que era un tipo de infección similar al que produce las «boqueras», es decir, un herpes simple. La posibilidad de que sea un virus está ya descartada.

Se sabe que hay factores desencadenantes y uno de ellos es el emocional. En épocas de tensión, de nerviosismo, aparecen más llagas. Y también si hay pequeños traumatismos locales. Un golpe con el cepillo de dientes en la mucosa de la encía basta para que se inicie el proceso.

Las padecen más los varones. Y es un proceso juvenil ya que entre los siete y los doce años es muy frecuente.

Lo que debe hacer

• Al no conocer el origen no hay una prevención clara. Desde luego parece claro que el estrés ayuda a que se instalen.

• **Las vitaminas del grupo B y C** siempre van a venir bien.

• Si aparecen se pueden hacer enjuagues con distintos antisépticos. O con agua con sal.

• Por cierto, no tienen relación alguna con la fiebre aftosa llamada también glosopeda. Esa es una enfermedad exclusivamente animal. El ser humano no la padece, aunque se haya descrito algún caso de leves irritaciones de piel. Es una enfermedad vírica, muy contagiosa, que padecen los animales de pezuña partida como son ovejas, cerdos, vacas y cabras. Y en ellos si aparecen llagas, pero mucho más amplias.

AGUJETAS

Todos tenemos experiencia de las agujetas, ese dolor muscular que aparece a las 24-36 horas después de haber realizado un ejercicio sin entrenamiento, o con mayor intensidad y esfuerzo de lo habitual.

Parece tener más importancia la intensidad que el tiempo de trabajo. La sensación dolorosa empieza a disminuir hacia los tres días después de terminado el ejercicio.

El dolor va despareciendo cuando se vuelve a activar el músculo, según calienta. Pero aun sin dolor, haciendo el mismo esfuerzo, el músculo no genera la misma fuerza que sin la agujeta.

Como es lógico cualquier músculo puede padecerlas y hay una relación directa entre la molestia que produce y el trabajo que se ha realizado.

Varias teorías intentan explicar por qué se producen. Una dice que se acumula ácido láctico en el músculo, y que esos cristales provocan el dolor. Otros hablan de que se produce un espasmo muscular porque las contracciones intensas reducen el aporte de sangre. Hay quien dice que la temperatura elevada a la que se somete el músculo por el ejercicio intenso rompe tejido conectivo y provoca necrosis de algunas fibras musculares. Y la última teoría habla de lesión por desgarro. Todas pueden ser posibles.

Lo que debe hacer

- En teoría, **la agujeta se elimina haciendo, sin esfuerzo, el mismo ejercicio que la originó.** Así de sencillo. Aunque la prevención, como en todo, es la mejor arma. Un deportista entrenado no tiene agujetas. Las agujetas aparecen cuando se inicia un programa de entrenamiento o se hacen ejercicios no habituales.
- Si hay entrenamiento —y calentamiento correcto— no hay agujetas.

ALERGIA AL POLEN

Cuando llega la primavera —es decir, la polinización— la alergia se presenta en toda su magnitud. Una de las alergias, la más común, es la que se suele llamar fiebre del heno, que no la da el heno ni produce fiebre.

Realmente, se produce por una reacción de defensa del organismo ante lo que cree que es un ataque. Y los elementos que segrega para defenderse originan más perjuicio que beneficio. El causante es el grano de polen que el aire transporta para fecundar otras plantas cuando empieza la floración.

A través del microscopio se ve que el grano de polen tiene un punto que se llama poro. Por ese punto salen al exterior las proteínas que contiene el grano. Y cuando esos pólenes que viajan por el aire llegan a la nariz, a la mucosa respiratoria, liberan las proteínas que contienen casi de forma inmediata. Es posible que confundan la humedad de la mucosa con la de una nueva flor. Y ahí empiezan los problemas.

Entonces se produce una auténtica revolución a mínima escala. Nuestro organismo dispone de unas células —mastocitos— que tienen en su interior una serie de gránulos. Esas sustancias, al ser estimuladas por las proteínas del polen, salen del mastocito dispuestas a actuar. Y entre ellas, está la histamina y otras de reacción más lenta.

La liberación de esas sustancias pretende ser un mecanismo de defensa frente a esas proteínas del polen, pero el organismo del alérgico las identifica como enemigas. Y claro, en la estrategia de defensa, esas sustancias —como la histamina— producen más perjuicio que beneficio. Por ejemplo, se contrae el músculo liso. Y por tanto, los bronquios se estrechan. Hay también una dilatación de los capilares y abundante secreción de moco. Total: hay más sustancias que deben atravesar un paso más estrecho y de ahí los síntomas ya conocidos.

Lo que debe hacer

• **Lo primero, acudir a un especialista** para que se detecte, cuanto antes, cuál es la causa directa de su alergia. Suelen hacerse pruebas en la piel, precisamente porque las células de la piel son muy ricas en histamina. Será él quien imponga el tratamiento adecuado. Hay quien se inclina por una medicación que bloquee la histamina (con el problema añadido de que suele dar sueño); hay quien prefiere antihistamínicos que no traspasan la barrera encefálica y que por tanto no adormecen; hay quien aconseja conocer cuál es el origen de la alergia y empezar un tratamiento de vacunas específicas; es decir, ir suministrando al organismo cantidades muy pequeñas de lo que produce alergia, para que este la vaya tolerando y así, llegado el momento, se encuentre con un cuerpo «acostumbrado».

• Para los alérgicos el mejor aire acondicionado es el del litoral. Las brisas están libres de granos de polen porque vienen del mar. Recuerde que en el litoral, el tiempo de floración es más amplio. En la meseta, se pasa del invierno frío al buen tiempo con un escaso margen de «acomodación». La floración es muy rápida y por eso la concentración de pólenes en el aire es mucho mayor.

• **No salga al campo en época de floración.** Las plantas más alergénicas son las gramíneas. La lluvia favorece la caída del polen.

• **Pulverice con agua su habitación.** Cierre bien las ventanas y si viaja en coche en esta época cierre las ventanillas.

• **Si va al campo, no lleve ropa llamativa (atraerá insectos).**

• Los árboles de los paseos urbanos son causantes de muchas alergias.

• Y recuerde: esos pelillos voladores, como pelotitas de algodón que vagan por el aire, NO son los causantes de esta alergia. Eso es pelillo de chopo y no tiene relación con los microscópicos pólenes.

ALERGIA POR LA HEBILLA (contacto)

La alergia de contacto es un suplicio para muchas mujeres. El níquel de las hebillas y de la bisutería suele ser el causante.

Se puede calcular que un 20% de la población va a sufrir algún problema alérgico a lo largo de su vida. Pero un porcentaje mucho más elevado sufre la alergia de contacto, una especie de erupción que está provocada por una especial sensibilidad a algunos metales.

La forma clínica más común es el eccema, una afección cutánea con vesículas rojizas que forman placas irregulares con costras y escamas. Pican mucho y son muy molestas.

El problema es de tal envergadura (no en gravedad, sino en incidencia) que la Unión Europea trata de contenerlo con directivas que limiten la concentración de níquel en monedas y en objetos que puedan entrar en contacto con la piel.

Aunque el problema es fundamentalmente femenino, el varón tiene también su alergia de contacto particular, pero normalmente asociada al cromo (presente en el cemento). Más del 8% de varones presenta esa alergia.

Lo que debe hacer

• El consejo parece obvio: prescindir del uso de los metales que producen la alergia. O como hacen muchas mujeres, **pintar con esmalte la zona de metal que está en contacto con la piel.**

ALTERACIONES MENSTRUALES

Es una de esas pequeñas urgencias muy comunes. Hay tanta anormalidad en la menstruación que es casi la normalidad. Y lo saben bien las madres que tienen varias hijas. En una época de la vida hay muy pocas mujeres que cumplan con exactitud total sus períodos. Y además mueve a muchas preocupaciones, porque casi siempre se quiere ver en esas alteraciones alguna causa grave.

Se considera normal una regla que se sitúa entre veintiún y treinta y cinco días. Si se tiene antes de veintiún días o tarda más de treinta y cinco, se puede hablar de alteración.

La menarquía —primera regla— es normal que surja entre los once y los quince años. En los trópicos la menarquía es más precoz que en Europa.

Las más frecuentes

Amenorrea significa literalmente ausencia de regla. La causa más común, como es sabido, es el embarazo. Si se debe a razones endocrinas conviene consultar.

Cuando la regla es muy abundante se habla de menorragia. Cada mujer tiene su periodo. Lo normal es que dure entre cuatro y siete días. Si se prolonga más tiempo, debe consultarse. Puede haber algún tumor benigno o algún pólipo.

Cuando se mancha fuera del periodo, se habla de metrorragia o avanzadilla de la regla. Se mancha en cualquier momento, sin una relación directa con el periodo. Puede ser una alteración hormonal o un pólipo. Como toda alteración, debe consultarse.

La polimenorrea es tener reglas muy frecuentes. Las reglas se presentan con menos de veintiún días de intervalo. La causa puede estribar en la deficiente formación del cuerpo amarillo, por razones hormonales. Debe consultarse para conocer por qué, sobre todo si hay infertilidad.

La circunstancia inversa, es decir, reglas poco frecuentes, se llama oligomenorrea. Las reglas se presentan con más de treinta y cuatro días de intervalo. El origen puede estar en unos ovarios mal desarrollados, en una dieta drástica, por úteros infantiles...

Lo que debe hacer

• Ser consciente de que la alteración en sí no supone nada grave. Lo que hay saber, cuanto antes es por qué hay esa alteración. **Ante cualquier irregularidad menstrual debe acudir al ginecólogo.**

AMÍGDALAS

Popularmente se habla de «tener anginas». Y si descartamos la de pecho, la relacionamos con la inflamación de las amígdalas.

Aunque a veces pueden parecer inútiles, las amígdalas son unos órganos linfoides que proporcionan al organismo una serie de defensas. Son como una barrera contra las infecciones, que no solo están localizadas en la garganta, sino en todo el entorno que los especialistas llaman anillo linfoide.

Lo que debe hacer

Si por alguna infección se inflaman, dejan de cumplir su función protectora para convertirse en un nido de gérmenes, precisamente en la puerta de entrada.

Por lo general es un proceso poco duradero y leve que tras la consulta y con la medicación oportuna, cede.

• En cuanto a operarse para extirparlas, debe pedir consejo al especialista. No siempre —como antaño— hay que extirparlas.

• El otorrino suele recomendarlo cuando la infección se hace crónica, o es excesivamente frecuente, y, sobre todo, si cuando se inflama su tamaño es excesivo **y llega a comprometer una buena oxigenación.**

AMPOLLAS (flictenas)

Tras una pequeña quemadura es frecuente y normal que surjan ampollas. Los especialistas hablan de flictenas. ***(VER QUEMADURAS).***

Lo que debe hacer

Puede encontrar consejos de todo tipo, y van desde abrir, pinchar, evacuar o dejarlas como están.

• Sin embargo, **los expertos aconsejan abrir, recortar y retirar la cobertura de la ampolla en todos los casos.** Y hay para ello una razón técnica: por su estructura, normalmente está colonizada por bacterias. Como el líquido de la ampolla es rico en proteína, es un caldo de cultivo magnífico para que progrese la infección.

ANEMIA

Es una disminución en la cantidad de glóbulos rojos y, por consiguiente, un déficit en las funciones de la sangre. (Algo que ya dice la palabra en si misma: a, an = prefijo privativo = sin; hemo, emia = sangre. AN-EMIA seria literalmente, SIN SANGRE.)

Los glóbulos rojos (cuatro millones y medio por milímetro cúbico de sangre si eres mujer y cinco millones, si eres hombre) son los encargados de transportar el oxígeno a cada una de nuestras células. Lo hacen gracias a la hemoglobina, rica en hierro y la que realmente transporta el oxígeno.

Cuando el número de glóbulos decrece, disminuye también la capacidad de llevar oxígeno. Pero como las necesidades del organismo siguen siendo las mismas, los glóbulos tienen que ir más veces. Es como si el número de repartidores de oxigeno se hubiera reducido y entonces, con menos personal, tienen que llevar a cabo el mismo reparto.

El corazón tiene que latir más deprisa para enviar más veces a los glóbulos. Se acelera la respiración, y como además los glóbulos contienen menos hemoglobina, están más pálidos. Todo el sistema está sobrecargado, y puede haber desvanecimientos o fatiga y, sobre todo, cansancio.

Cuando el varón tiene alrededor de 4 millones de glóbulos rojos por milímetro cúbico de sangre y la mujer alrededor de 3.700.000, puede decirse que comienza una anemia moderada. O inicial. Si el número de glóbulos llega a bajar hasta un millón se compromete seriamente la vida.

Lo que debe hacer

Ser conscientes de que la **anemia no es más que una consecuencia.** Hay que saber la causa. Las hay que podemos llamar carenciales. Son las que se producen porque en la alimentación faltan los elementos que van a formar parte de los glóbulos rojos, como el hierro, la vitamina B o las proteínas. O también porque, aunque se coma de todo, hay casos en los que el organismo no asimila esos elementos. Y por tanto, aunque se ingieran, no llegan a su destino final.

Y es verdad que a veces **se produce por eliminar de la dieta algunas sustancias fundamentales.** En ocasiones, un interés excesivo por adelgazar nos lleva a rechazar alimentos indispensables. La falta de hierro provoca la anemia ferropénica. También, seguramente, habrá oído hablar de la anemia perniciosa. Se produce por carencia de vitamina B 12. Así que hay que comer en ese caso carnes, pero especialmente el hígado, aves, leche y derivados, huevos...

• **El síntoma que nos puede poner sobre aviso es una fatiga especial,** un cansancio general, una falta de apetencia por casi todo.

• Si la anemia es grande puede surgir una **ligera descamación de la piel.** En general, como hace falta hierro se saca de donde se puede, y una de esas zonas es el pelo. Por eso el pelo pierde vitalidad, se hace frágil e incluso se cae. Y las uñas se hacen quebradizas y con estrías. El problema es que, además, **esta anemia hace perder el apetito, con lo que al no comer, la carencia se va haciendo cada vez mayor.**

ANGINA DE PECHO

En síntesis, se puede decir que es el aviso que lanza el corazón cuando no recibe suficiente sangre.

Angina es estrechamiento. Cuando se inflaman las amígdalas, se estrecha la garganta y se produce una angina. Cuando ese estrechamiento se produce en las arterias que llevan la sangre al corazón, se produce esta otra angina, que entonces la llamamos de pecho.

Si consideramos el corazón como un motor, como una bomba, la angina se produce cuando no tiene bastante combustible. Si por cualquier circunstancia no recibe suficiente oxígeno, suficiente sangre, como no se puede parar, protesta, grita. Y grita en forma de dolor. La angina es pues el aviso que el corazón lanza de que necesita más sangre.

Puede deberse a varios factores. El primero, que las arterias coronarias, las que llevan la sangre al corazón, tengan poco calibre porque hay depósitos de colesterol o de placas y ante un aumento de la demanda, no haya paso suficiente para poder cumplirla. También se puede producir por un espasmo. En cualquier caso, lo que es importante es que, pasado el momento de mayor necesidad, sea por esfuerzo sea porque el espasmo, cede, todo vuelve a la normalidad.

Por eso, es importante saber la causa, porque de ahí surgirán las medidas preventivas necesarias. Y que el propio individuo las va a tomar porque el episodio de una angina de pecho produce gran angustia. Todo el que haya tenido una angina sabe que es un dolor concreto que no se puede confundir con ningún otro.

La causa más común es la llamada de esfuerzo. Aunque no es preciso que el esfuerzo sea brutal. Hay una demanda y las arterias no dejan paso suficiente. A veces se produce por el frío. Como el frío tiene la facultad de contraer los vasos, una exposición brusca puede originar una constricción y producir la angina. Otras veces, una comida copiosa puede ser el origen de un problema de este tipo. También puede tener un origen emocional. La tensión o la descarga de adrenalina incrementan las necesidades de oxígeno del corazón, que reclama momentáneamente más cantidad y el organismo no puede servírsela.

Cuando no hay causas de este tipo es porque los vasos que llevan la sangre al corazón no tienen calibre suficiente. Se llegan a producir anginas en reposo. Es el aviso de que nuestro sistema circulatorio empieza a fallar y hay que tomárselo muy en serio.

Lo que debe hacer

• **La visita al cardiólogo se hace urgente.** Y pondrá de manifiesto que el proceso empezó hace mucho tiempo. Seguramente hay tensión elevada, hay tasa de colesterol por encima de lo normal, abuso de tabaco, vida sedentaria. Todo ello contribuye a que nuestro sistema cardiovascular no esté en las condiciones adecuadas.

• Es imprescindible tomar medidas y además de la **dieta adecuada, eliminar hábitos nocivos, hacer ejercicio —no brusco— de manera continuada** y si es necesario, el cardiólogo prescribirá los fármacos oportunos.

• Si la angina se prolonga, la zona del corazón a la que no le llega suficiente sangre se necrosa. Sería el infarto. **La angina es una señal de alarma. Así que hay que cambiar de vida. Comida correcta, ejercicio moderado, según el consejo médico.** En definitiva, es el momento de hacer lo que pensó hacer tantas veces y nunca tuvo voluntad para llevarlo a cabo.

ANISAKIS

Es un parásito, un nematodo, una especie de gusanillo, que se instala en el estómago de los mamíferos marinos. Es el huésped habitual de ballenas, cachalotes, focas, delfines... Los huevos del parásito son eliminados por las heces de estos animales y se difunden por el mar. Esos huevecillos comienzan la cadena alimentaria del mar. Cuando se convierten en larva sirven de alimento a los habitantes más pequeños del océano: a los pequeños crustáceos y, sobre todo, al krill, ese diminuto y abundante camarón. Ahí es donde la larva inicia su desarrollo y como parásito de esta minúscula quisquilla llega a los tres o cuatro milímetros de tamaño. Estos crustáceos parasitados son el alimento usual de crustáceos mayores, sobre todo de calamares, pulpos, jibias y de casi toda la fauna marina. De hecho, está presente en muchas especies.

Prácticamente, todos pueden estar parasitados: merluza, pescadilla, bacalao, bacaladilla, abadejo, faneca, caballa, salmonete, besugo, pargo, atún, melva, chicharro, palometa sardina, arenque, boquerón... Prácticamente todo el pescado que puede llegar a nuestra mesa puede crearnos problemas.

Cuando nosotros ingerimos ese pescado es muy posible que el anisakis llegue a la mucosa intestinal y entonces se inicie el proceso, no solo digestivo —la larva puede fijarse en la mucosa y provocar inflamación, úlceras, dolores, convulsiones, vómitos, fiebre etc.— sino también alérgico, porque la proteína de esa larva puede provocar una reacción que, como todas las de este tipo, puede ser leve, moderada y hasta grave. El plazo de incubación es de cuatro a veinticuatro horas.

El problema añadido es que es muy resistente. Se sabe que la larva puede permanecer viva durante cincuenta días a dos grados de temperatura. Resiste dos meses en vinagre, seis días en formol y hasta varias horas a veinte grados bajo cero. Eso sí, la larva se elimina con seguridad si se mantiene el pescado congelado a veinte grados bajo cero durante tres días, o se tiene a más de sesenta grados durante diez minutos. Por eso el riesgo está en el pescado crudo o muy poco hecho.

En teoría si limpiamos bien el pescado disminuye el riesgo. Pero debe saberse que si el pescado parasitado muere antes de que ser eviscerado, es muy posible que las larvas pasen de las vísceras al músculo, que se introduzcan en la carne y entonces sea más fácil que lleguen al ser humano. Al parecer, los barcos guardan ahora el pescado en sus neveras y lo evisceran en tierra porque les sale más barato.

Lo que debe hacer

• Quien haya padecido un proceso alérgico por anisakis, solo tiene de momento una solución: **eliminar de la dieta todo aquello que tenga relación con el pescado y el marisco.**

• Si come algo de pescado debe haber sido **previamente congelado.**

• Recuerde que muchos de los casos conocidos se presentaron por comer tan solo un boquerón en vinagre.

APENDICITIS

Se trata de la inflamación del apéndice, un «añadido» intestinal situado al final de la zona que se llama ciego (a la derecha y debajo del ombligo sin llegar a la ingle).

Es difícil determinar las causas por las que se produce una apendicitis.

Se decía que había que tener mucho cuidado con los huesos al comer cerezas. Y que tragarlos, podría provocar este problema. Pero no es cierto. Es verdad que se debe tener cuidado con los huesos, porque pueden dañar el aparato digestivo. Pero eso no tiene relación alguna con la infección del apéndice. Los cirujanos, cuando se encontraban con un apéndice inflamado comprobaban que en su interior había unas bolitas duras. Y pensaron que se trataba, en efecto, de huesos de cereza. Pero luego se comprobó que realmente se trataba de pequeñas concreciones de materia fecal. Pero la idea quedó. Recordemos que no se deben tragar huesos de frutas. Pero lo normal, si se tragan, es que se expulsen por el ano.

Si hay una obstrucción del apéndice se puede provocar un caso agudo de apendicitis que debe ser tratado quirúrgicamente.

También hay otras causas que podríamos llamar vecinales, es decir, por inducción del intestino, debido una serie de fermentaciones que se producen en quien come, por ejemplo, mucha carne o tiene una dieta muy rica en grasas y azúcares.

También influye la edad. El apéndice cecal —que así se llama— se va atrofiando con los años. Va disminuyendo de tamaño.

La apendicitis se produce, sobre todo, entre los seis y los treinta años. A partir de esa edad, sus manifestaciones son siempre mucho más benignas. Pero debe quedar claro que puede afectar a cualquier persona desde que nace hasta la vejez y puede presentarse en cualquier época del año y a cualquier hora del día.

Los hombres son mucho más propensos a padecerla que las mujeres.

Se presenta con molestias iniciales que poco a poco se van transformando en un dolor en la parte baja del abdomen que luego va bajando hacia la ingle. Puede aparecer un poco de fiebre, no muy alta, y es muy posible que ante la inflamación producida se presenten vómitos.

Si el dolor se presenta, luego pasa y se vuelve a presentar al cabo de un cierto tiempo, se puede estar ante un caso de apendicitis crónica que con molestias más o menos severas, se muestra de forma intermitente, pero prolongada.

Si el apéndice está dañado y hay dolor, es decir, que el individuo nota su presencia, es el médico quien debe decidir la solución.

Si las molestias son grandes, lo normal es que para acabar con ellas se recurra a la cirugía. Sobre todo, porque si el apéndice infectado e inflamado, se perfora, por su situación puede infectar a toda la bolsa que cubre el abdomen, es decir, al peritoneo, y causar un proceso muchísimo más grave que se llama peritonitis. Es mucho más serio y compromete la vida del enfermo. Obliga a una intervención de urgencia.

Lo que debe hacer

Los síntomas de la apendicitis son varios y es el médico quien debe diagnosticar y valorar.

- Lo que debe tenerse muy en cuenta es **no dar al niño o al enfermo nada que pueda alterar la situación antes de que llegue el médico.** Es decir, nada que pueda enmascarar los síntomas. Hay un error grave y muy extendido en las zonas rurales. A un niño estreñido y con malestar de vientre, suele dársele, como manda la costumbre, un purgante. Si esos síntomas se debían a una apendicitis, el purgante puede facilitar la perforación. Téngalo en cuenta, es decir, no actúe por su cuenta. Si hay estreñimiento, malestar o lo que sea, no dé purgante alguno. Espere a que llegue el médico.
- Ante síntomas que podrían ser compatibles con los de la apendicitis —algo de fiebre, dolor de tripa, dureza abdominal— **no dé purgantes ni laxantes.**
- **Avise al médico y espere.** Cualquier tratamiento que dé por su cuenta puede alterar los síntomas y dificultar un diagnóstico sencillo.

• El apéndice puede infectarse o inflamarse por muchas razones. **Un purgante puede acelerar el proceso de perforación.**

• Normalmente, la solución es quirúrgica.

• Es mucho más frecuente en varones que en mujeres.

• Si los episodios con frecuentes y las molestias grandes, normalmente el médico aconseja la intervención quirúrgica. **La extirpación del apéndice es definitiva.** No hay más complicación, ni el enfermo sufre alteración alguna. (las últimas investigaciones indican que el apéndice es útil, porque actúa como reservorio de la flora intestinal).

APNEA DEL SUEÑO

Son paradas respiratorias durante el sueño que condicionan una somnolencia diurna excesiva. La apnea del sueño multiplica de siete a diez veces la posibilidad de sufrir un accidente de tráfico y aumenta de forma significativa el riesgo de padecer hipertensión arterial y problemas cardio y cerebrovasculares.

Las interrupciones repetidas de la respiración son superiores a los diez segundos y como se repiten a lo largo del sueño nocturno, en muchos casos se llegan a sumar hasta más de dos horas de una oxigenación inadecuada durante una noche.

Una de sus consecuencias más serias es padecer un sueño excesivo durante la jornada lo que impide prácticamente la realización de un trabajo sedentario.

Cuando las apneas se repiten o duran mucho tiempo —se dan casos en que la ausencia de respiración puede prolongarse más de los noventa segundos—, la suma del tiempo pasado sin oxigenación puede ser lo suficientemente grande como para generar problemas cardiorrespiratorios, como hipertensión pulmonar y arterial, arritmias, impotencia...

El control de esta enfermedad es también importante en el caso de pacientes con bronquitis crónica o enfisema pulmonar, ya que durante el sueño se registran mayores alteraciones del ritmo respiratorio. ¡Téngalo en cuenta!

Hay dos signos que nos pueden llamar la atención: roncar y sobre todo, padecer mucho sueño durante el día. Como la parada respiratoria se prolonga, la reacción inmediata es un ronquido grande, como un bocado al aire para reponer y compensar esa falta de oxigenación. Ese «bocado» al aire se da, precisamente roncando. El segundo gran síntoma es la hipersomnia diurna. Basta sentarse a leer el periódico, a leer un libro o a ver la tele, para que el sueño llegue.

Tiene solución y no difícil. Lo importante es llegar al diagnóstico exacto, lo que tras la sospecha, puede hacerse en una unidad de sueño. Desde luego hay que eliminar los factores predisponentes como son la obesidad, el consumo de tabaco y de alcohol. La administración de hipnóticos para dormir favorece también la aparición de las apneas.

Para tomar medidas, basta con recordar quién puede ser candidato a padecer apneas: tiende a la obesidad o es obeso, tiene el cuello ancho y lo fácil es que consuma alcohol y tabaco. Las personas con apnea de sueño suelen ser, en su inmensa mayoría, hombres; todos ellos grandes roncadores y con tendencia al exceso de peso. Duermen, pero las apneas les impiden descansar.

Lo que debe hacer

Lo primero es acudir al especialista para tener un diagnóstico correcto. Tendrá que **dormir una noche en la unidad de sueño donde a través de los electrodos conocerán con exactitud sus pausas respiratorias, su frecuencia y su extensión.** Y a partir de ahí, le recomendarán la mascarilla con la presión adecuada.

• El tratamiento más eficaz es la aplicación de una **presión positiva continua por vía aérea a través de una mascarilla nasal.** El paciente experimenta tan pronto el bienestar que supone una noche de descanso auténtico, que se olvida de la posible incomodidad de la mascarilla. Su calidad de vida se ve tan mejorada que puede decirse que empieza a ver el mundo de otra forma.

APRENDA A SALVAR UNA VIDA

Muchas muertes por infarto podrían evitarse si quien está al lado de la víctima supiera prestarle auxilio. Las enfermedades cardiovasculares siguen siendo la primera causa de muerte en los países industrializados. En España se puede calcular que ocasionan más de 140.000 fallecimientos cada año. Y un alto porcentaje de esa mortalidad se debe a un episodio de muerte súbita, que es la emergencia médica más grave.

Más del 90% de las muertes súbitas tienen un origen cardiaco. Se puede definir como la muerte natural e inesperada debida a una causa cardiaca que ocurre en un corto periodo de tiempo (menos de una hora desde el comienzo de los síntomas).

De los 60.000 infartos que se producen todos los años en España, casi 25.000 mueren antes de llegar al hospital por una muerte súbita. En buena parte de los casos, la causa responsable es una muerte eléctrica por arritmias ventriculares, especialmente por fibrilación.

Esta fibrilación es una arritmia maligna que produce una contracción ineficaz y descontrolada del corazón, que en muy poco tiempo origina pérdida de conciencia y muerte posterior por parada cardiaca si no se logra resolver el problema con urgencia.

Ya se dispone de desfibriladores en lugares públicos. Son portátiles, pequeños, de poco peso y de fácil manejo. Basta un ligero conocimiento para utilizarlos ya que el propio aparato inicia el diagnóstico e indica cuándo se debe realizar la desfibrilación.

Lo que debe hacer

• **Si se sospecha de riesgo cardiaco grave,** lo primero que hay que hacer es proteger a la víctima, avisar al sistema de urgencia y mientras tanto, iniciar las maniobras básicas.

• Por orden, pues, **pedir ayuda médica y llamar a la ambulancia** Y mientras, tumbar a la víctima, taparla y esperar. Y, sobre todo, estar atentos por si hay parada cardiaca.

• **Si ya hay parada cardiaca,** debemos despejar todo lo que pueda impedir la respiración. Tumbar a la víctima. Una mano en la frente y otra bajo la barbilla y estirar hacia arriba. Es la maniobra que se llama frente-mentón. Así, al estirar el cuello, se abre mejor la vía respiratoria y se impide que la lengua caiga hacia atrás.

• **Si no respira,** iniciar el boca a boca insuflándole dos veces aire, y ver si hay respiración y si hay latido. El latido hay que mirarlo en la carótida, a dos dedos de la nuez.

• **Si no hay latido,** entonces hay que hacer un masaje cardiaco. Es teóricamente sencillo. Se recorre el arco de las costillas. Se palpa donde se unen las costillas con el esternón y desde ahí, dos o tres centímetros hacia arriba. En ese punto, con el talón de una mano y ayudado con la otra, con los brazos rígidos y sin complejos, se hace una compresión fuerte hacia abajo. Con fuerza. Por eso hay que hacerlo en ese punto exacto, porque si no es el punto exacto, la fuerza puede lesionar a la víctima. Así se hace el masaje: dos insuflaciones boca a boca y cinco compresiones cardiacas. Y después otras dos insuflaciones y otras cinco compresiones. Y así hasta que se pueda. Se trata de que en un minuto, logremos 70-80 presiones y 14-15 insuflaciones. Es agotador, evidentemente, y habría que entrenarse. Pero es lo único y lo más práctico que se puede hacer.

Pero insistimos: después de avisar a los servicios de urgencia, y mientras llega la ayuda especializada.

ARDOR DE ESTÓMAGO

Lo que nosotros solemos llamar ardor de estómago o acidez gástrica es lo que los médicos suelen llamar pirosis (*piros* en griego significa fuego).

La acidez suele producirse por el consumo de alimentos que no se toleran bien (picantes, pimientos o cosas muy condimentadas). El componente nervioso suele ser enorme o también una comida demasiado rápida. El tabaco es otro de los excitantes, especialmente si se fuma en ayunas. También hay medicamentos ácidos que lo provocan y, desde luego, muchas bebidas alcohólicas, sobre todo si se toman en exceso.

Los especialistas también hablan de dispepsia. De las consultas que se hacen a los digestólogos, más del 35% son por esta causa. Afecta tanto a hombres como a mujeres y en la mayor parte de casos no se curan de forma total. Entre otras cosas porque una vez que desaparecen los síntomas, normalmente el paciente deja el tratamiento.

Parece que la ansiedad y el estrés juegan un papel fundamental, así como la dieta inadecuada. Lo normal es que quien padece esta dispepsia reconozca aquello que se la provoca, que suele ser el consumo de sustancias irritantes, el tabaco en ayunas o el alcohol.

Los especialistas definen como síntomas más frecuentes los gases, el dolor/ardor abdominal, la distensión abdominal, las náuseas y la pirosis —ardor— retroesternal.

Reflujo esofágico. La enfermedad por reflujo esofágico es muy frecuente. Es el movimiento retrógrado del contenido del estómago hacia el esófago sin que sea un vómito o una arcada. El material que sube es agresivo y puede dañar la mucosa del esófago. El primer síntoma es la acidez, un ardor casi permanente. También suele haber regurgitación, dificultad para tragar o deglución dolorosa. Siguiendo un tratamiento adecuado no plantea problemas. Suele deberse a una hernia hiatal.

Lo que debe hacer

Lo primero, acudir al especialista para localizar el origen del trastorno. Además de por el estrés, casi siempre está motivado por una dieta inadecuada o por la ingestión de sustancias irritantes.

• Si se implanta un tratamiento farmacológico, **casi siempre se basa en antiácidos o antiflatulentos,** dependiendo de qué síntomas sean más pronunciados.

• No es aconsejable el uso de antiácidos **sin saber a qué se debe.**

• **No utilizar prendas que opriman el vientre.** Se puede elevar la cabecera de la cama unos quince centímetros. **Evitar comidas copiosas y las grasas. Suprimir alcohol y tabaco.**

• **El bicarbonato:** Se dijo siempre que el bicarbonato era el remedio más eficaz. Los expertos, sin embargo, no están de acuerdo. **El bicarbonato es, eso sí, un remedio inmediato.** Al ser una sal, actúa con rapidez, pero produce el llamado efecto rebote que a la larga acaba perjudicando más que beneficiando. **Elimina el ácido,**

pero inmediatamente, el organismo produce más. Hoy existen en el mercado otras muchas sustancias de probada eficacia y que no tienen efectos negativos.

ARRITMIA

Es una alteración del ritmo del corazón, que puede ser por muchas razones, pero que se traduce en extrasístoles, palpitaciones, taquicardia, etc.

Es importante saber la causa, ya que las hay orgánicas —la causa está en una afección cardiaca— o puede deberse, que suele ser lo más frecuente, a causas funcionales. Recuerde que una alteración nerviosa puede afectar precisamente a los nervios, que condicionarán ese ritmo. Su origen nervioso es tan claro que hay casos que reciben el nombre de neurosis arrítmicas.

La mayoría de arritmias, por tanto, pueden ser de origen nervioso, por lo que en la mayoría de los casos estas alteraciones de ritmo no tienen ninguna trascendencia ni una mayor significación. Un bajo tono vital puede también presentarse con variaciones de ritmo cardiaco. O un conflicto psíquico, un disgusto o un problema sentimental pueden ser igualmente desencadenantes.

La primera sensación es como si faltara un latido. Como si el corazón se parara durante un instante —que parece larguísimo— para reanudar después su marcha. Esa mínima parada produce una fuerte angustia, no producida por la arritmia en sí, sino por la pausa compensadora que el corazón establece.

Las arritmias más frecuentes son las que se producen por las alteraciones del ritmo automático del seno del corazón. Por eso se llaman sinusales. Aparece una aceleración como para pasar de setenta pulsaciones a las ciento veinte. Se trata de una aceleración que se llama taquicardia. Son muchas las causas banales que pueden producir esa alteración, desde una ligera anemia que fuerza a que el corazón lata más para que los glóbulos rojos acudan más veces con su carga de oxígeno, hasta un café o un cigarrillo.

Para la tranquilidad de quien padezca este tipo de alteraciones deben saber que su origen casi siempre es nervioso. Pero deben ir al especialista para descartar cualquier origen que no sea nervioso.

Normalmente, estas arritmias se dan en un tipo de persona muy definida. Son personas que desarrollan una gran actividad, están preocupadas por su trabajo y son nerviosas. Y un detalle muy significativo: saben siempre cuántas pulsaciones tienen y es lo primero que dicen cuando acuden a la consulta.

Hay otras arritmias que se advierten de noche al acostarse, como si de pronto faltara sincronía entre el latido y la respiración. Por la noche se nota como si la respiración tuviera su ritmo y el corazón otro distinto. Hasta el punto de que, como casi nunca ocurre, el individuo nervioso empieza a sentir su propio latido, lo que le acelera aún más. No tiene importancia. Basta una inspiración lenta y profunda, o una distracción cualquiera, para que se olvide el problema y el ritmo vuelva a ser normal.

Los extrasístoles son la consecuencia de una arritmia muy frecuente. Extrasístole quiere decir una sístole extra, una contracción de más. El corazón se contrae antes de lo que le correspondería e inmediatamente después hace una pausa para compensar. Es esa pausa sin latido la que causa opresión y una angustia indefinible. Como en todos los demás casos, es el especialista quien debe determinar el origen.

La llamada taquicardia paroxística es una aceleración preocupante del latido. Es frecuente, llamativa y desde luego, alarmante ya que se presenta de pronto y sin aviso. Es un trastorno de la excitabilidad del ritmo cardiaco. De pronto un individuo con 70 pulsaciones puede alcanzar las 150 o 200. Evidentemente, esa alteración le produce angustia y miedo. Para tranquilidad de quien la sufra debe decirse que es el caso típico en el que el médico acude con prisa por lo aparatoso de su presentación y cuando llega, el episodio ya ha pasado.

El corazón recupera su ritmo normal, con el consiguiente cansancio general de quien lo padece. Cansancio físico, al que se le une la angustia. Todo problema cardiaco produce un miedo incontrolable. Las causas de esta taquicardia no se conocen bien. En su origen puede estar algún tóxico, algún tipo de medicación o simplemente algún trastorno neurótico.

Lo que debe hacer

La consulta al especialista es obligada. Sobre todo, **para saber la causa** que, como decimos, casi siempre suele ser de origen nervioso.

• No suelen ser graves, pero asustan y hay que saber por qué se presentan.

• Como la arritmia asusta, el corazón pierde aún más su ritmo, con lo que podemos instalarnos en un círculo vicioso. **A más arritmia, más nervios y a más nervios, más arritmias.** Y desde luego algo que debe quedar claro es que los problemas cardiacos serios no suelen empezar por arritmias. ***(VER TAQUICARDIA).***

ARTROSIS

Es más frecuente en mujeres que en hombres, con una relación de 3 a 1.

Se trata de una enfermedad crónica que se caracteriza por la degeneración del cartílago que facilita el movimiento de las articulaciones. Esa degeneración se produce por desgaste y por la alteración del hueso adyacente a la articulación. Se instala poco a poco.

Es la enfermedad reumática más frecuente y afecta a la cuarta parte de la población adulta, cifra que se incrementa a partir de los sesenta años, sobre todo, en el caso de las mujeres.

El cartílago que almohadilla la articulación se va destruyendo poco a poco. El hueso crece de forma irregular para compensar ese desgaste. Y aparecen las deformaciones típicas de la artrosis, sobre todo en las manos.

El cartílago se desgasta por varias causas: envejecimiento, obesidad, predisposición familiar, sobrepeso o sobrecarga por excesiva práctica de deporte, etc. Asimismo, las articulaciones previamente dañadas por fracturas pueden favorecer el desgaste del cartílago articular.

Cuando empieza el daño, aparece dolor e inflamación en las articulaciones, sobre todo en rodillas, cuello, zona baja lumbar, manos, caderas y pies. El paciente suele mejorar con el reposo y empeorar con el movimiento. Las alteraciones psíquicas, como la depresión y la ansiedad causan un agravamiento del dolor.

Los síntomas van apareciendo de forma gradual con una progresión lenta.

El dolor de la artrosis es característico. Duele al comenzar el movimiento y luego desparece. Pero si el movimiento continúa, duele tiempo después. Es en la rodilla donde mejor se nota. Duele al levantarse. Tras dar unos pasos, desparece. Pero si se anda mucho, vuelve a surgir.

Otro detalle inconfundible de la artrosis, sea de rodilla o sea de cervicales, es que al poner en juego la articulación, suena por dentro como arenilla, como pequeños crujidos, debido al roce de los restos del cartílago.

La artrosis entre las falanges de los dedos es una de las más comunes, muchísimo más frecuente además en mujeres que en varones. A partir de los cuarenta y cinco años, un día cualquiera comienza un ligero dolor en los dedos que enseguida empezará a ser una costumbre. De pronto aparece un nódulo duro que ya no se va. Otras veces surge el nódulo sin dolor. Esos bultos no son más que la osificación de los restos de cartílago. El resultado es que ese nudo en el dedo impide desde ese momento el funcionamiento normal de la mano.

En este problema sí que los factores hereditarios son casi determinantes.

La artrosis en la cadera es tan frecuente en varones como en mujeres. En la mayoría de los casos se produce en las dos caderas. Un día cualquiera empieza un dolor hacia la ingle, precisamente cuando se va a iniciar el movimiento o al levantarse o subir escaleras. Muchas veces no duele en la cadera, sino en la ingle, en la rodilla o en el muslo.

La artrosis de rodilla es una de las más frecuentes, y se produce más en mujeres que en varones. Aparece después de un cierto tiempo de inmovilidad. Y se caracteriza especialmente porque se nota mucho al bajar escaleras, y en muchas ocasiones ponerse en cuclillas resulta muy doloroso.

Lo que debe hacer

- **Vigilar el peso** y llevar una dieta equilibrada.
- **Cambiar de postura frecuentemente.**
- Dormir en una **cama adecuada.**

• Realizar **ejercicio físico,** siempre que no sean deportes que requieran un esfuerzo excesivo.

El decálogo de los reumatólogos

La Sociedad Española de Reumatología ha elaborado un decálogo de recomendaciones para los pacientes de artrosis, con el objeto de que puedan conocer mejor su enfermedad y mejorar su calidad de vida.

1. Mantenga un peso corporal correcto.

2. Calor y frío. En general, el calor es más beneficioso. En ocasiones, la articulación artrósica puede tener un intenso brote inflamatorio; en esas ocasiones, es útil aplicar frío local mediante bolsas de hielo o baños fríos.

3. Medicación. Se dispone de muchos tipos de medicamentos que pueden ser beneficiosos en esta enfermedad. Ha de ser su médico o reumatólogo el que decida, en cada momento de la evolución, cuál es el adecuado para usted. No se automedique.

4. Hábitos posturales. Duerma en cama plana. Evite sentarse en sillones o sofás hundidos, y use sillas con respaldo recto, donde sus caderas y rodillas mantengan una posición natural y sus pies estén en contacto con el suelo.

5. Ejercicio. El ejercicio protege la articulación y aumenta la fuerza de nuestros músculos. Disminuir al máximo la movilidad hace que la persona artrósica se convierta en dependiente de los demás. Es bueno caminar, ir en bicicleta y practicar la natación, pero los deportes de contacto o de gran sobrecarga física son menos recomendables. Existen también ejercicios específicos para cada articulación que esté afectada por la enfermedad; solicítelos a su médico o reumatólogo, y hágalos diariamente.

6. Reposo. No es contradictorio con el punto anterior. La artrosis es una enfermedad que cursa con periodos intermitentes de dolor, por lo que durante las fases con mayor dolor el reposo relativo es beneficioso. También es bueno intercalar pequeños periodos de reposo durante las actividades de la vida diaria.

7. Evite sobrecargar las articulaciones. No coja pesos excesivos, procure no caminar por terrenos irregulares y no estar de pie excesivamente sin descansar. Use un carrito para llevar las compras. Si padece artrosis de rodilla o cadera, el empleo de un bastón para caminar disminuye la sobrecarga de esas articulaciones.

8. Calzado adecuado. Si tiene usted artrosis lumbar, de caderas o de rodillas, debe emplear un calzado de suela gruesa que absorba la fuerza del impacto del pie contra el suelo al caminar. Esto también puede conseguirse con plantillas o taloneras de silicona que se colocan en el zapato. No use zapatos con tacón excesivo. Es preferible emplear zapato plano o con un ligero tacón.

9. Balnearios. Los balnearios aplican aguas mineromedicinales, generalmente termales, para el tratamiento de la artrosis. Con ello consiguen mejorar el dolor y relajar la musculatura contracturada. Los llamados centros SPA (salud por el agua) realizan tratamientos estéticos y de relax mediante el uso de agua que, sin embargo, no tiene características mineromedicinales como la de los balnearios. Ambas formas pueden ser útiles en la artrosis.

10. Mantenga una actitud positiva. La artrosis, a pesar de todo, permite mantener una vida personal y familiar completa, con muy escasas limitaciones. En los casos más avanzados y de peor evolución, existen tratamientos quirúrgicos que pueden solucionar el problema. La artrosis per se no afecta la vida y los progresos en su investigación y tratamiento son continuos.

ATAQUE DE ASMA

El asma es la causa más frecuente de visitas a los servicios de urgencia si se trata de niños y la quinta causa de consulta en medicina general. En España, cada año se detectan cien mil nuevos casos.

El asma se caracteriza por el estrechamiento del espacio respiratorio bronquial. Se produce entonces una dificultad grande para respirar, se hace con ruidos torácicos y con fatiga. Las crisis se presentan, sobre todo, por la noche, con intenso picor de garganta, nariz tapada... Como si de pronto la habitación se hubiera quedado sin aire y se necesitara abrir la ventana para buscar más posibilidades respiratorias. Una crisis de asma es verdaderamente angustiosa. Sensación de opresión torácica, jadeo, dificultad respiratoria, tos, ansiedad y ahogo son los síntomas más frecuentes. No olvidemos que el término asma proviene del griego y significa literalmente «sed de aire».

La sensación de ahogo es angustiosa y en casos extremos —por fortuna, poco frecuentes— puede incluso llegar a producir la muerte. El número de muertes podría reducirse significativamente si el asmático se sometiera a un tratamiento correcto de por vida. Por eso los especialistas insisten en que esa mortalidad está casi siempre asociada a adolescentes que abandonan el tratamiento.

El incumplimiento terapéutico es tan amplio que puede calcularse hasta en un 40%.

Lo que debe hacer

Ponerse en manos del especialista y cumplir rigurosamente el tratamiento.

• Para prevenir el ataque, la Sociedad Española de Alergología e Inmunología clínica recomienda:

• **Aireado del colchón,** que es preferible que sea de fibra sintética, y exposición al sol con posterior aspirado de la superficie, al menos una vez por semana.

• **Las almohadas,** que sean también preferiblemente de fibra, deben meterse en la **secadora al menos una vez por semana.** Las sábanas deben lavarse semanalmente en agua a más de cincuenta y cinco grados.

• **Reducir la presencia de cortinas, muebles y alfombras.**

• **Reducir la humedad.**

• **Evitar la presencia de animales domésticos.**

• En niños alérgicos **evitar juguetes de paño o de peluche.**

ATAQUE EPILEPTICO

Si tiene que socorrer a alguien que lo sufre, no intente moverlo de donde está salvo que se pueda hacer daño debido a las convulsiones. No intente nunca por la fuerza impedir sus movimientos. Solo debe procurar que no se haga daño a sí mismo. Afloje en cuanto pueda todo aquello que oprima al enfermo, es decir corbata, cinturón, pañuelo al cuello... Procure que apoye la cabeza sobre algo mullido (una manta, una chaqueta doblada, un abrigo...). Existe la creencia de que al epiléptico hay introducirle algo duro en la boca para evitar que se muerda. No es del todo exacto. Si es un objeto duro —y siempre se pone de ejemplo una cucharilla— puede perjudicar su dentadura. Puede meterle en la boca la cucharilla, pero envuelta en una servilleta o en un pañuelo de forma que pueda morder sin hacerse daño.

Lo que debe hacer

• **No le dé nada de beber** durante el ataque. En cuanto pase, mantenga la tranquilad. El enfermo no recordará nada y tendrá un cansancio notable. **Deje que repose,** que se recupere y procure que descanse.

Por su parte, la campaña «Conocer la epilepsia nos hace iguales» daba estas pautas:

• **No inmovilizar a la persona.**

• **Medir la duración de la crisis** epiléptica con un reloj.

• A modo de almohada, **proteger la cabeza** con alguna prenda de ropa blanda.

• **Aflojar la ropa apretada.**

• En el caso de usarlas, **quitar las gafas** de la persona con cuidado.

• **Hablar con calma y claridad.**

• **Bloquear y evitar peligros.**

• **Explicar lo sucedido** a otras personas.

• Tras la crisis, **poner a la persona de lado.**

• **No sujetar a la persona** una vez finalizada la crisis.

ATRAGANTAMIENTO

Recordemos que la célebre actriz española Luisa Sala se atragantó con un trozo de carne. La imposibilidad de respirar acabó con su vida. Este es uno de los accidentes que, pese a que lo califiquemos de absurdo, es demasiado frecuente y, a menudo, demasiado grave.

Los conductos respiratorios bloqueados por algún alimento ahogan, impiden la respiración y producen la muerte en cuatro o cinco minutos. Normalmente, lo único que se nos ocurre en estas situaciones son una serie de inútiles golpes en la espalda o las peligrosas y nunca recomendables maniobras que intentan extraer con la mano aquello que ha quedado bloqueado en la garganta o en la laringe.

Debe saberse que si la obstrucción es incompleta esos golpes en la espalda pueden volverla completa y perjudicar aún más a la víctima.

Fue un médico de Cincinnati, el Dr. Heimlich, quien pensando sobre el problema, encontró la sencilla solución, que puede aplicar a cualquier atragantado o incluso si el atragantado es usted mismo. Hizo muchas experiencias en animales. Y llegó a la conclusión de que ejerciendo una fuerte presión sobre el diafragma, de abajo hacia arriba, se crea una importante sobrepresión del aire contenido en los bronquios y en la tráquea. Esa sobrepresión produce la expulsión forzada de los alimentos que bloquean la entrada de aire.

El efecto es similar a cuando se pisa una botella de goma o de plástico cerrada con un tapón. Al pisarla, el tapón salta.

Uno de los detalles de más interés es la evidencia de que uno siempre se atraganta durante una aspiración. De ahí que en el momento de la asfixia, los pulmones siempre están llenos de aire. Eso quiere decir que una presión que eleve el diafragma, comprime esa reserva de aire que no tiene más salida que hacia arriba, por la boca. Ese aire, que lleva una presión multiplicada por la compresión fuerte realizada por nosotros, libera las vías respiratorias.

Basta, por lo tanto, con presionar fuertemente con el puño, de abajo a arriba, a la altura del estómago, inmediatamente por debajo del esternón, justo en el arco que forman las costillas.

Lo que debe hacer

• **Colóquese detrás de la víctima.** Rodéele la cintura con los dos brazos. Sin titubeos, porque está salvando una vida, ejerza una presión rápida y fuerte de abajo arriba a la altura del estómago, con el pulgar un poco debajo del final del esternón, y una mano cogida con la otra para hacer más fuerza.

• También puede hacerse esta maniobra si el paciente está sentado, colocándose usted detrás de la silla.

• **Si está inconsciente, puede tumbar a la víctima** en el suelo y hacer igualmente la maniobra.

• **Si está usted solo, apoye el abdomen contra un puño y aproveche el borde de una mesa o una silla para hacer presión.** Recuerde que se trata de comprimir el aire para que, multiplicada la presión en los pulmones, desobstruya las vías respiratorias.

BARTOLINITIS

Es la inflamación o infección de las glándulas de Bartholin anexas a los genitales externos de la mujer, en la zona vulvo-vaginal. Sus conductos desembocan en los labios mayores y su función es la de lubrificar la zona tras la excitación sexual.

Cuando por alguna razón se obstruyen, se inflaman y provocan un dolor muy agudo. Podríamos compararlo al que se produce cuando se ciega una glándula salival. El conducto está obstruido, no hay salida pero la producción interna continúa, con lo que se produce inflamación y un dolor agudo. Lo mismo ocurre con la bartolinitis. El ginecólogo aconsejará las medidas a tomar.

Lo que debe hacer

- El dolor llevará a la mujer ante el **ginecólogo.**
- **La solución quirúrgica se realiza para eliminar el quiste** que se ha formado ante un episodio de bartolinitis o por la repetición de ellos, cuando la salida de la glándula ha quedado obstruida permanentemente. Se trata de una **intervención sencilla y rápida.**

BLENORRAGIA (gonococia o gonorrea)

Es una de las enfermedades venéreas, o mejor dicho, de transmisión sexual, de mayor incidencia en la actualidad. Es verdad que tratada a tiempo no plantea mayores problemas, pero es que los gonococos tienen tres aliados que casi siempre retrasan el tratamiento: el miedo, la ignorancia y la vergüenza.

La bacteria que infecta, *Neisseria gonorrea,* prácticamente no puede llegar más que por la vía sexual.

Esas historias de contagiarse en la taza del váter o por alguna toalla están bien como disculpa ante los demás pero no ante los médicos, a los que no les parecerá más que una excusa infantil.

La infección se manifiesta en los varones después de un período de incubación de cuatro a diez días. Los primeros signos son una descarga lechosa uretral, asociada con un dolor del meato, en especial al evacuar, y frecuencia en la micción. Según progresa la enfermedad la descarga se hace más profusa y puede teñirse de sangre.

La infección puede extenderse a las vesículas seminales, al epidídimo y a la próstata. Hay inflamación, duele y a veces da fiebre.

Si no se trata dura mucho más y puede haber un estrechamiento de la uretra.

En la mayoría de los casos, las mujeres infectadas no tienen síntomas que les pongan en guardia. Normalmente, hay una descarga uretral purulenta. En las mujeres puede producir esterilidad, y en el caso de parto, debe tener en cuenta que si está infectada puede contagiar al bebe y producirle una conjuntivitis tratable con antibióticos.

La gonococia puede tener complicaciones serias, como por ejemplo, derivar en una artritis que se llama precisamente gonocócica. Puede también provocar una endocarditis y en ocasiones puede afectar al hígado.

Lo que debe hacer

- Cuanto antes se acuda al médico, **mejor y más rápida solución tendrá.**
- **El tratamiento es a base de penicilina** y resulta siempre eficaz. El exudado de pus puede cesar en el plazo de un par de días, tanto en el hombre como en la mujer.

BOTIQUÍN IMPRESCINDIBLE

Seguramente se lo ha preguntado más de una vez. ¿Qué debe llevar en el botiquín?

- Alcohol.
- Tintura de yodo revisada con mucha frecuencia, porque tiene una caducidad muy rápida.
- Tijeras y pinzas.

• Todo lo necesario para hacer un apósito: algodón, gasas esterilizadas y esparadrapo de varios anchos.

• Jeringuillas. Varias y desechables y cuando tenga que usar una, repóngala en cuanto pueda.

• Antiséptico y pomada para alguna pequeña quemadura. Si la quemadura es grande, ponga la parte afectada sobre agua fría y acuda a un centro sanitario sin ponerle nada. Si se echa una pomada, cuando llegue a manos del médico tendrán que quitársela para valorar la quemadura. Un dolor inútil.

• Termómetro.

• Una pomada hidratante para tratar pequeños problemas en la piel.

• Antiácidos y sales de frutas para neutralizar una posible y frecuente acidez de estómago.

• Analgésicos con cierta variación en su composición, por si quien tiene que tomarlos padece algún problema gástrico y no tolera los más comunes.

• Polvos o pomadas para los hongos.

• Un tarrito de sal común. Los expertos dicen que si hay alguna afección de garganta, gárgaras de sal y agua templada son una solución tradicional y efectiva. También se puede utilizar si hay infecciones nasales. Y para lavar el ojo en caso de inflamación ocular.

• Una pomada de hidrocortisona para dermatitis de contacto o picadura de algún insecto. Esta pomada NUNCA debe aplicarse si hay herida abierta.

• Un antidiarreico para cortar algún problema intestinal, sobre todo si se viaje o hay un cambio de agua. NO se debe tomar si aparece sangre en las heces o si hay fiebre. Si una diarrea dura más de tres días acuda a un especialista.

• Una bolsa para el hielo. Una torcedura de tobillo o cualquier inflamación se ve rápidamente aliviada por el hielo Y no siempre se dispone de una bolsita de plástico impermeable.

Tenga todo ello a mano y en un lugar inaccesible para niños. Y revise su contenido cada cierto tiempo: fechas de caducidad, estado de las gasas, etc. Y ojalá no tenga que necesitarlo.

Y ya para completar, pegue en la puerta del botiquín, por dentro, una **lista con los teléfonos de urgencias: médico, hospital que le pertenece, bomberos, ambulancias, intoxicaciones.** Si por desgracia un día los necesita y tiene que empezar por buscarlos, perderá un tiempo que puede ser precioso.

También es útil disponer de guantes estériles desechables y una linterna, por si acaso.

Si va de viaje

Desde luego, si tiene niños, lleve algo para el mareo. Algún analgésico, algún antiinflamatorio, lo que le recomiende su farmacéutico para controlar una diarrea y algo para las picaduras.

En muchas ocasiones se aconseja anotar el grupo sanguíneo de los ocupantes. No merece la pena. Porque si hay que poner sangre a alguno de ellos, nadie se va a fiar de lo que lleve anotado. El riesgo puede ser tan grande que, como no se pierde ningún tiempo, le harán un análisis del grupo sobre la marcha.

Importante: si tiene alergias o incompatibilidades con algún fármaco, anótelo.

Lleve consigo la documentación necesaria para ser asistido en el lugar de destino: cartilla de la seguridad social o la de su seguro privado, si lo tiene.

Si va a una zona alejada, su botiquín de viaje ha de convertirse en el botiquín de urgencia, como el que debe tener en casa. Así que debe ampliarlo.

BRONQUIOLITIS

La bronquiolitis es la inflamación de los bronquiolos, es decir, de las últimas ramificaciones de los bronquios. Antes se llamaba bronquitis capilar. Afecta a las vías respiratorias bajas de los niños menores de dos años y suele haber un incremento notable en otoño-invierno.

El responsable acostumbra a ser el virus respiratorio sinsicial (o sincitial) que provoca la inflamación de esas vías, y tras unos síntomas que más parecen un catarro, aparecen las dificultades respiratorias y una tos que evidencia claramente que no se trata de un catarro común. En ocasiones es preciso ayudar con ventilación mecánica ante la dificultad que el niño presenta para respirar. Puede durar entre siete y doce días.

Se llama el virus de los bebés y entre prematuros es muy frecuente (más del 13%). Se contagia con mucha facilidad al toser o al estornudar y al tocar, besar o dar la mano. En zonas muy pobladas y en guarderías el contagio es muy fácil.

Lo que debe hacer

Para prevenir: Las recomendaciones higiénicas de los especialistas son:

- Evitar ambientes con humo o con mucha gente.
- El niño pequeño debe estar en una habitación distinta a sus hermanos.
- Lavar las manos con frecuencia.
- Tirar los pañuelos usados.

Si llega: En un bebé es una urgencia y debe acudir a un centro sanitario. Hay medidas paliativas inmediatas como es la ayuda respiratoria, **fisioterapia para ayudar a esa respiración y líquidos abundantes.** Aunque los antibióticos no tienen facultad antivírica, en muchos casos aparecen infecciones bacterianas asociadas.

- Ante la dificultad para respirar se pueden dar **broncodilatadores.**
- En todo caso, los especialistas cuentan con **arsenal farmacéutico actualizado** que puede resolver el problema.

No es una bronquitis y **puede parecerle a la madre un ataque de asma,** ya que se caracteriza por ese estrechamiento de los bronquios y la consiguiente dificultad respiratoria. Sin embargo, **en la bronquiolitis aparece una tos persistente después de unos síntomas catarrales.** En el asma, no hay esos síntomas previos y el ataque —dificultad respiratoria— se presenta de manera más rápida.

BRONQUITIS

Suele hablarse de bronquitis asociada a otra enfermedad bastante común que es el enfisema. Y es que entre las dos forman una entidad que preocupa seriamente a la salud pública, la EPOC, es decir, la Enfermedad Pulmonar Obstructiva Crónica, que está muy unida al tabaco. Hasta el punto de que muchos especialistas proponen llamarla tabacosis para que se sepa el origen.

La bronquitis es la infección o inflamación, aguda o crónica de los bronquios. Puede estar producida por agentes patógenos, por irritación o por la acción de productos tóxicos.

La cubierta interna de los bronquios se inflama; al dilatarse, el calibre del bronquio disminuye, la respiración se hace sibilante y aparece tos seca. Sería la bronquitis llamada aguda. Suele cursar con fiebre y ceder tras unos días de tratamiento médico. Desparece y no deja rastro. No es grave, salvo que se produzca en niños.

La bronquitis crónica es más grave. Se desarrolla poco a poco, con lentitud, pero de manera inexorable. No suele ser un agente infeccioso el que la produce, sino un tóxico irritante, continuo, conocido y familiar en el que por mucho que insistamos siempre será poco: el humo del tabaco.

No solo el tabaco es el culpable. Pueden influir también otros factores. La estadística señala que es mucho más frecuente en el ambiente urbano que en el rural. El clima influye y no solo por la humedad o por la condensación, sino porque los contaminantes atmosféricos también varían con el tiempo que hace. Y desde luego puede haber una bronquitis caracterizada como enfermedad profesional.

Pero sin duda, el factor que todos señalan como el más grave y que multiplica el efecto de todos los demás es el tabaco. Por eso puede decirse que la bronquitis crónica es una enfermedad de la civilización y hasta cierto punto, una de esas enfermedades «voluntarias».

Recordemos que nuestro sistema respiratorio está cubierto por cilios, que son como unos pelillos limpiadores. Pues bien, en el fumador habitual, la irritación que provoca el humo del tabaco va aniquilando esos cilios acabando con el mecanismo de limpieza bronquial. Mientras tanto, va aumentando la secreción que como no tiene cilios que la activen, se acumula. De ahí la tos y la expectoración. Con el paso del tiempo, como las agresiones no cesan, esa tos y esa fatiga por cosas pequeñas —andar un poco deprisa, subir un par de escalones— se van a hacer habituales. Al no ventilar bien, los pulmones se van distendiendo. Los alvéolos se llenan de aire que no sale. Y distendidos, van rompiendo sus paredes. Se quedan como una esponja que, rota por dentro, no puede cumplir su función. La respiración se hace superficial y un tanto angustiosa. Y como consecuencia aparece el enfisema.

Ciertamente, puede haber grandes fumadores que lleguen a viejos sin conocer la bronquitis. Pero quienes tengan unas mucosas sensibles o tengan catarros abundantes durante el invierno, o infecciones frecuentes, rinitis o sinusitis, deben saber que el tabaco puede hacerles ser un serio candidato a la bronquitis crónica.

BURSITIS

De pronto puede ocurrir que no puede mover el hombro. Es posible que la culpa sea de una bursitis.

Y es que en muchas articulaciones tenemos una especie de bolsita rellena de líquido seroso que hace de amortiguador o de cojín frente al hueso. Pues bien, la bursitis es la inflamación de esa bolsa (*bursa* en latín).

Se manifiesta como una inflamación permanente. Es muy conocida la bursitis de rodilla entre religiosos o devotos. Como lo es la de codos entre quienes los apoyan para su trabajo.

Cuando se calcifica produce un dolor particular y agudo, como suele ocurrir en la bursitis del hombro. En general, se trata de una acumulación de líquido sinovial.

Lo que debe hacer

• **El reposo de la zona** suele ser suficiente para que esa inflamación se reabsorba.

• En otros casos habrá que **hacer una infiltración para reducir la inflamación.**

C

CALAMBRES

Es un espasmo o contracción muscular fuerte, normalmente de los músculos voluntarios de brazos o piernas. Aunque suele asociarse con las agujetas, no se trata del mismo fenómeno. Aquí no se produce solo porque haya un esfuerzo prolongado o amplio, sino porque también se ha sudado en exceso. Al perder tanta agua y, sobre todo, tantas sales, el músculo pierde buena parte de su capacidad para la relajación y la distensión.

En definitiva, es muy posible que ante una pérdida excesiva de agua o de potasio, el músculo diga de pronto «hasta aquí hemos llegado» y se contraiga de forma dolorosa. Imaginemos por un momento que un músculo se contrae con fuerza y se niega después a relajarse (es lo que se llama espasmo o tetania). Surge el dolor y todos lo hemos comprobado alguna vez. Eso es el calambre.

Si se producen con mucha frecuencia, es posible que haya una deficiente circulación o una vasoconstricción prolongada.

Se acepta que se produce por abuso muscular en circunstancias poco apropiadas; es decir, por un exceso de ejercicio sin la correspondiente y adecuada hidratación, o sin el necesario aporte de potasio, calcio y otras sales. El musculo entonces reaccionaría con esa contracción súbita e involuntaria que es el calambre.

El llamado «calambre de los escribientes» no es un calambre como tal, sino una afectación de algún nervio debida a la repetición de los mismos movimientos y por lo tanto, de los mismos músculos. Se llama de escribiente pero puede ser también de sastre, o de mecanógrafo. O últimamente, esa especie de incomodidad que puede surgir al manejar el ratón del ordenador en una postura inadecuada.

La subida del gemelo. Muchas veces vemos en un partido de fútbol cómo un jugador ayuda a otro a reponer el músculo de la pantorrilla en su lugar. Por un exceso de ejercicio (la prueba es que suele ser en la última parte de los partidos), el gemelo se desplaza involuntariamente hacia arriba provocando un dolor grande. El jugador entonces se tumba y otro acude en su ayuda tratando de estirar las piernas y plegándole el pie hacia delante para que estire los músculos posteriores y el gemelo vuelva a su sitio.

Lo que debe hacer

• En general, porque lo reclamará el propio músculo, es dejar el ejercicio y darse un **pequeño masaje en la zona afectada.** Recuerde que se trata de una contractura involuntaria por lo que debe intentar estirar ese músculo para volverlo a su posición anterior. No es frecuente un dolor que necesite tratamiento, pero puede disponer de analgésicos.

• En el banquillo del fútbol muchos jugadores relevados se ponen **bolsas de hielo en alguna de sus articulaciones.** Y lo hacen no por calambre, sino para que el músculo descanse. Cuando hay un calambre propiamente dicho es mejor inicialmente poner calor para aliviar y relajar el músculo afectado. Después, es mejor el frio.

• Para evitarlos. **La mejor prevención es el entrenamiento progresivo; el calentamiento antes de hacer ejercicio y los estiramientos** tanto antes como después. Y desde luego la hidratación constante. Tras la práctica del deporte, se puede acudir a alguna bebida con sales que repongan las pérdidas. Pero, sobre todo, mantener el cuerpo hidratado. **Beber aunque no se tenga sed.**

CÁLCULOS EN LA VESÍCULA

La cuarta parte de las mujeres tienen cálculos en la vesícula. En los varones se calcula que el 8%. Los especialistas hablan de litiasis (litos=piedra) y son los depósitos que pueden formarse en la vesícula. La frecuencia con que se producen es grande. Más de la cuarta parte de los que hayan cumplido los cuarenta años los tienen y en un alto porcentaje ni lo sabe ni tiene síntomas de ningún tipo

Recordemos que la vesícula es una bolsita, un órgano localizado inmediatamente debajo del hígado, encargado de la producción y el almacenamiento de la bilis (necesaria para la digestión y absorción de las grasas y el colesterol). Cuando esa bilis tiene alterada su composición porque hay, por ejemplo, más substratos sólidos (suele ser colesterol), estos pueden precipitar, pueden crear depósitos que

C

acaban formando una auténtica piedra. Y claro, si por un lado hay más sustancias sólidas en la bilis y por otro hay un mal funcionamiento de la vesícula (supongamos que se retiene la bilis durante demasiado tiempo) es fácil deducir que esos sólidos se agrupen y formen, poco a poco, un cálculo.

Por lo general, los cálculos no presentan síntomas. Pero si surge el dolor es el aviso inequívoco de su existencia. El dolor abdominal agudo es la manifestación más común. Es muy fuerte en el primer momento, y va después remitiendo en episodios de duración variable (entre quince minutos y dos horas). Este dolor, cuya relación con la litiasis se confirma con la ecografía, es la manifestación más clara de la existencia de cálculos. Otros síntomas que suelen asociarse a la presencia de cálculos, como la sensación de malas digestiones, de dificultad para tragar o de acidez, no son exclusivos de litiasis.

Los cálculos biliares solo aparecen en los seres humanos y en los animales domésticos. Se deduce pues, que la causa puede estar en la alimentación, aunque parece haber también una cierta predisposición genética. La edad es otro de los factores que influyen, está claro que a más edad, más riesgo.

Hay dos factores de riesgo claros: uno es la obesidad y otro es la pérdida rápida de peso. Una dieta que provoque una pérdida muy rápida favorece la aparición de piedras en la vesícula. Se ha demostrado que las dietas hipocalóricas, de menos de setecientas kcal/día, o periodos de ayuno de más de ocho horas, son importantes factores de riesgo.

Lo que debe hacer

• Con el consejo médico, la **cirugía laparoscópica** suele ser el tratamiento más empleado. Es lo que se llama colecistectomía. Entre otras ventajas produce una mínima cicatrización y abre la posibilidad de una rápida incorporación a la actividad diaria.

• También se puede utilizar la **litotricia extracorpórea con ondas de choque que se basa en emitir unas ondas sobre el cálculo para pulverizarlo.**

CALLOS

El callo es una acumulación de queratina, una sustancia que tenemos en la piel. Se produce como respuesta del organismo a algún pequeño trauma: un roce, por ejemplo. Un hueso roza contra una superficie y entonces la parte blanda se daña. Para impedirlo se endurece. Y al endurecerse, produce más roce y consecuentemente más daño.

Lo que debe hacer

• Los callicidas pueden ser útiles porque maceran la zona, ablandando el callo. Pero puede conseguir casi el mismo efecto metiendo los **pies en agua caliente —no mucho— y con una piedra pómez eliminar la parte superficial.**

• Lo que debe tener en cuenta es que si no desaparece la causa, volverán a salir. Y a veces endureciendo la piel «por dentro» de manera que la **dureza acabará chocando contra el hueso y produciendo un dolor intenso.** No estaría de más una visita al callista, porque puede resolverlo quizá de manera definitiva.

• **Recuerde:** Quizá no podamos impedir que el callo surja, pero en manos del podólogo **sí podemos impedir que progrese.**

CASPA

Es un visitante indeseado de los hombros, especialmente sobre superficies oscuras. Se debe a un proceso no inflamatorio, crónico, del cuero cabelludo, caracterizado por un excesivo recambio y descamación del tejido que lo constituye. Las escamas pueden ser secas y sueltas o bien grasas y adherentes. Técnicamente se llama *pitiriasis capitis.*

No tiene ninguna repercusión en la salud, y solo la tiene de tipo social y cosmético. La caspa puede ser síntoma de algunas enfermedades como la dermatitis seborreica o la psoriasis. Conviene consultar con el dermatólogo si la descamación se extiende a otras áreas del cuerpo además del cuero cabelludo, o bien si hay inflamación, enrojecimiento o picor en esa zona.

No se sabe muy bien por qué aparece. Durante muchos años se pensó que podría deberse a un aumento de población de ciertos microorganismos, entre otros un hongo (el *Pityrosporum ovale*). Pero hoy se sabe que el proceso es inverso: es la caspa la que favorece el crecimiento el hongo.

Lo que debe hacer

• Utilizar un **champú neutro.** Conviene hacer una consulta al dermatólogo para que nos aconseje. Porque, por ejemplo, cuando la caspa va asociada a un aumento de secreción grasa, los profanos tenemos tendencia a utilizar un champú antigrasa. Los especialistas sin embargo no son de esa opinión porque el pelo segrega una sustancia que lo lubrifica y lo hace impermeable. Si de pronto y con un producto enérgico eliminamos esa grasa, la glándula sebácea que el pelo tiene se ve obligada a segregar más grasa. Por eso **quien se lava mucho el pelo, tiene que lavárselo cada vez con menor intervalo de tiempo.**

• Pero se puede eliminar. En el mercado hay muchos productos aconsejables que tienen como base el **sulfuro de selenio o el piriditionato de zinc.** Utilizados como loción puede hacer desaparecer la caspa o hacer remitir su presencia.

CATARATA

El cristalino es la lente intermedia que tenemos en la córnea. Está situado entre las dos membranas sensibles del ojo y es la lente que nos permite enfocar sin necesidad de cambiar la distancia. El cristalino permite en definitiva que podamos levantar la vista y podamos, sin variación alguna, mirar a lo lejos. Pero en un momento determinado, esa lente pierde su transparencia y se opaca. Es la catarata.

Cuando el cristalino se hace opaco, desaparece no solo su poder de acomodación, sino su posibilidad de admitir la luz. La luz sigue llegando a la retina, pero con una imagen sin foco, sin contorno, sin definición, como si miráramos a través de un cristal traslúcido.

Hay dos grandes grupos de cataratas: las congénitas y las adquiridas. De estas últimas, las más comunes son las seniles, las asociadas a la edad. Si viviéramos lo suficiente, prácticamente todos tendríamos alguna catarata.

Suelen producirse a partir de los sesenta y cinco años, aunque hay casos en que se producen hacia los cincuenta y tantos.

La catarata no distingue ni raza, ni sexo, ni condición social. Todos pueden —podemos— tener cataratas aunque se constata que en las zonas de malnutrición, en donde por ello hay un envejecimiento precoz, se producen en mayor número.

Un síntoma que puede alertar es que de pronto con más luz se ve peor. Y sin embargo, en un ambiente de iluminación media —de esos en que antes no se veía— se empieza a ver mucho mejor. Típico es el ejemplo de ver mejor la carta del restaurante. Se ve peor de lejos, pero mejor de cerca, porque el ojo se hace ligeramente miope. Poco después ve cómo una ligera neblina empieza a empañar la visión. En la última etapa es como si viéramos a través de unas gafas empañadas. No se distinguen las formas, pero si los colores.

Lo que debe hacer

- **Tiene fácil solución y la intervención quirúrgica es simple**. Se retira el cristalino y se colocan lentes correctoras. No podemos olvidar que el cristalino es una lente que tiene alrededor de doce dioptrías. Hay gafas, evidentemente, pero son gafas que deforman la imagen por los contornos.
- **Suele implantarse una lente intraocular,** como si fuera un cristalino artificial.
- **Hoy la cirugía de la catarata está dominada.** Puede hacerse de manera ambulatoria y en apenas veinte minutos.

CATARRO

¿También usted se ha preguntado qué relación pueden tener los virus del catarro o de la gripe con el frío? Incluso hablamos de que «pillamos un resfriado» dando al frío una categoría causal de enfermedad que posiblemente no tiene. El frío no puede ser la causa, porque de ser así los esquimales o los rusos estarían continuamente acatarrados.

Lo que ocurre es que el frío hace que los virus sean más estables y puedan permanecer más tiempo en circulación. Por otra parte, modifica las mucosas y hace que su difusión sea más sencilla. Por si fuera poco, con bajas temperaturas solemos estar más tiempo en locales cerrados y posiblemente más agrupados. Y eso facilita la transmisión vírica.

Total, que aunque el frío no cause la enfermedad, la facilita.

Lo que debe hacer

• Estar cansado o padecer ansiedad es un factor que predispone. También es más fácil que la **mujer lo padezca cuando está en mitad del ciclo menstrual.**

• Los niños entre uno y cinco años son los más propensos. **Se estima que en esa edad pueden sufrir entre seis y doce catarros cada año.** Los adultos, sin embargo, tenemos una menor incidencia y «solo» padecemos de dos a cuatro. A lo largo de una vida —setenta y cinco años— podemos llegar a padecer alrededor de doscientos procesos de este tipo.

• Como son muchos los virus que pueden actuar, no hay un tratamiento que resulte efectivo. De hecho, **lo más aconsejable es el reposo, evitar el frío y beber abundante líquido.**

• Es útil mantener humedad en el aire. **Los descongestionantes nasales solo pueden aliviar de manera temporal y sin embargo tienen el riesgo de dañar la mucosa.**

• Y descansar, porque **estar activo aumenta el riesgo de sufrir otras complicaciones.** Así todo el organismo se puede dedicar a combatir la infección.

CERVICALES

Un dolor en la nuca o en el cuello parece anunciar que los cuarenta se asoman al calendario. Las vértebras cervicales empiezan a dar problemas a todos, pero especialmente a las mujeres. Es, sin duda, en donde primero se producen las artrosis.

Esas vértebras, aunque no lo parezca, son de las piezas óseas que más trabajan, que más utilizamos y, por tanto, que más desgastamos. Siempre que hablamos de algún problema reumatológico pensamos en las articulaciones de la rodilla, de las manos, de los tobillos o de las caderas. No nos imaginamos que esas vértebras tienen una actividad constante desde que somos pequeñitos. Nos sirven para hablar (con ellas decimos que sí y que no, señalamos, aprobamos o rechazamos…). Nos permiten mirar hacia arriba, hacia abajo, observar quién viene por ese lado, por el otro... (fíjese la cantidad de movimientos que puede hacer con la cabeza, y de hecho los que hace). Así que no es de extrañar que hacia los treinta y cinco años, las cervicales empiecen a pasar factura. Un día descubrimos con cierto dolor que el proceso que se inició hace mucho tiempo, se nos muestra en su realidad.

Entre las vértebras tenemos un disco que hace las veces de cojinete, de amortiguador. Nos permite girar sin problemas, porque el disco además tiene en el centro una burbuja gelatinosa que se desplaza, como si nos sentáramos sobre un cojín de aire. El problema es que con el uso —y buena parte por el calendario— ese cojinete va perdiendo agua y elasticidad. Y grosor. En definitiva, el desgaste, la pérdida de agua, los años… dejan el cojinete sin la función correspondiente. Y entonces el movimiento se empezará a hacer doloroso.

Lo que debe hacer

• **No utilizar esa región anatómica con exceso,** o de manera defectuosa (nadadores o peluqueros).

• El tablero de trabajo, de lectura o de escritura debe tener una **inclinación por lo menos de cuarenta y cinco grados.** Utilizar un atril o el apoyo inclinado de un libro sobre otro.

• Dentistas, oftalmólogos o relojeros son firmes candidatos al sufrimiento cervical, ya que suelen pasar muchas horas inclinados sobre su minúsculo campo de trabajo.

• Cuando se pierde el tono muscular, por el sueño, el primer músculo que lo acusa es el que sujeta la cabeza. Y esa articulación, sin la sujeción muscular, puede sufrir. Así que si descansa después de comer, **procúrese un lugar cómodo, en el que no esté dando «cabezadas».**

• **La prevención para todas las articulaciones es el ejercicio físico.** Las cervicales no son una excepción. Lo que ocurre es que sabemos correr, saltar, levantar pesos, pero nunca hacemos una gimnasia de cuello.

• **Túmbese en el suelo. Y gire la cabeza, despacio, con cierta armonía.** Se trata de ejercitar la articulación de forma armoniosa. Ahora intente forzar un poco el músculo. **Eleve la cabeza y haga nuevos giros.** Puede, sentado, hacer algo parecido. Girar, recordar todos los movimientos que puede hacer con la cabeza. Gire, una y otra vez. Y después puede comenzar a **fortalecer la musculatura.** Túmbese en el suelo, y con las manos en la nuca, intente subir la cabeza. Y con la cabeza, intente que las manos no puedan... Luego puede hacerlo de forma lateral. Primero un lado, luego otro.

• Si se sienta a ver la televisión, **no fuerce la postura y póngase de frente.**

• Y la almohada, ¿alta o baja?, ¿mucha o poca? No hay más que una respuesta: la necesaria para que la **columna quede recta, sin forzar las vértebras del cuello.** Si la almohada es excesiva, el cuello se gira hacia arriba. Pero si la almohada es escasa, podemos padecer el problema contrario, es decir, que el cuello se ve forzado en sentido inverso. La altura correcta de la almohada es aquella que **cubre el hueco que queda entre el hombro y la cabeza a la altura de la nuca** y que mantiene de esa manera la columna sin flexiones ni hacia arriba, ni hacia abajo.

CIÁTICA

Aparece la punzada, nos llevamos la mano a los riñones o al muslo y nos inclinamos hacia un lado. Muchas veces no nos atrevemos ni a movernos con alguna brusquedad; ni siquiera intentamos estirarnos. Desde ese momento, ya vamos a andar con un cuidado especial. Una pierna se apoyará en el suelo con decisión y la otra lo hará con un cuidado temeroso, como si el suelo estuviera lleno de cristales y fuéramos descalzos. Así podría ser la descripción de un ataque de ciática, mucho más frecuente de lo que inicialmente podía parecer.

No es otra cosa que la inflamación o afectación del nervio ciático que se manifiesta por un dolor lumbar que se irradia hacia las piernas. Desde el plano clínico, el síntoma fundamental es el dolor. Un tipo de dolor además característico que puede iniciarse de forma brusca o progresiva. La brusca suele ser consecuencia de un esfuerzo físico. O puede ir poco a poco, con el aviso de dolores de espalda que aparecen y desaparecen; es decir, que empieza con hormigueos y pinchazos que se intensifican cuando se realizan movimientos de flexión en el muslo. Este tipo de ciática se identifica muy bien. Basta echarse boca arriba y flexionar la pierna afectada. El dolor se notará como un pinchazo intenso. Es una forma sencilla de identificar la auténtica ciática y no confundirla con otros problemas musculares.

El dolor suele ser continuo aunque se agudiza, a modo de latigazo, cuando se tose, por ejemplo, o cuando hay algún movimiento. Puede doler en todo el recorrido del nervio ciático (o mejor dicho, de los nervios ciáticos, que son simétricos). Nacen en la región lumbar, en la misma columna vertebral, descendiendo, simétricos hacia las piernas. Atraviesan los glúteos, bajan hasta la pantorrilla y se dividen después más abajo hacia los dedos de los pies. Eso explica que el dolor se irradie desde la zona lumbar hacia las piernas.

En definitiva, el dolor de la ciática es un pinchazo que se siente de forma muy aguda y, a veces, como un latigazo seco que nace del gran nervio ciático (es decir entre las vértebras lumbares y las de la región sacra) y se lanza rápidamente por muslo y pierna.

Puede surgir por muchas razones. Entre ellas puede citarse una anormal curvatura en la columna lumbar —una lordosis pronunciada—; una estenosis en el canal medular (estrechamiento del canal por donde va la médula espinal); una opresión de las raíces nerviosas por una lesión muscular; un vicio postural o —que es lo más frecuente—; o por una hernia discal, que va a provocar la compresión del nervio. ***(VER HERNIA DISCAL).***

Lo que debe hacer

• **Inicialmente, reposo.** El médico recomendará analgésicos y sobre todo relajantes musculares y antiinflamatorios.

• Si es por hernia discal y los ataques son frecuentes **habrá que valorar cómo eliminar esa hernia.**

CISTITIS

Es un problema que padece la mujer con mucha mayor frecuencia que el varón.

El síntoma con el que se suele identificar es con la necesidad de orinar con reiteración (aunque la necesidad de orinar muchas veces puede ser síntoma de otras muchas afecciones). En este caso suele surgir dolor o picor.

Se produce cuando hay una inflamación o infección de la mucosa de la capa interna de la vejiga (*cistos* =vejiga) y entonces la necesidad de evacuar se produce en intervalos mucho más breves.

Como todo nuestro organismo está recorrido por el agua, la cistitis puede tener su origen en una infección de otro tipo que, al pasar por la vejiga deja allí sus gérmenes. Es decir, una infección de las vías altas o una infección renal, al ser eliminada por la orina, puede contagiar a la mucosa de la vejiga.

La bacteriana es la cistitis más frecuente. Y puede provenir de una infección renal o puede surgir porque las bacterias que circulen ocasionalmente por la sangre se fijen en la vejiga.

Estamos hablando de una mucosa y, por tanto, todo aquello que irrite las mucosas va a tener su correspondiente reflejo. Por eso puede haber una cistitis alérgica. El alérgico lo es, generalmente por las mucosas. Quien padece fiebre del heno, o asma, o alergia al polvo, suele padecer, por la misma alergia, cistitis. No se le inflama solo la mucosa nasal o bronquial, sino también la de la vejiga.

En el hombre la cistitis más frecuente es de tipo renal o hemática; en la mujer la más común es de tipo uretral. Muchas niñas padecen cistitis porque nadie les ha enseñado el aseo correcto. Incluso el adecuado uso del papel higiénico. Aunque parezca una tontería, el modo de limpiarse puede ser la causa. Por comodidad hay quien se limpia de atrás hacia adelante, con lo que se facilita la posible contaminación bacteriana. Limpiarse de delante hacia atrás evita la entrada de gérmenes por vía uretral.

Lo que debe hacer

• El estreñimiento puede provocar muchas cistitis, ya que en el intestino viven habitualmente una serie de bacterias. Una de las más normales, la llamada *Escherichia coli,* si pasa al aparato urinario puede potenciarse y ocasionarla. Si el estreñimiento es crónico, puede haber un paso directo del intestino a la vejiga.

• También **puede producirse por algunos elementos colorantes y conservantes** de los alimentos, como las anilinas. que pueden provocar una intoxicación vesical.

• La sandía y el melón pueden irritar la vejiga y ocasionalmente producir cistitis. No se sabe qué elemento concreto es el que produce esa irritación; pero quien padece cistitis o es propenso a ella, sabe muy bien que la ingestión de melón o de sandía agudiza el padecimiento.

• Una medida recomendable es **aumentar la ingestión de agua.** Si comparamos la vejiga con una jarra de agua, nos daremos cuenta de que **cuanto más llena esté, antes habrá que evacuar,** evitando que haya un mayor tiempo de estancamiento. **Al aumentar el volumen, además de diluir las sales en una mayor masa, limpiamos el recipiente con más frecuencia.**

CLAVARSE ALGUNA COSA

Son tantas las cosas que uno se puede clavar que es difícil hacer un inventario. Una astilla, una aguja, la espina de una planta...

• Si está superficialmente localizado el objeto, **tome unas pinzas, desinféctelas e intente la extracción.** Recuerde que antes de manipular la zona, debe limpiarla bien. **Y desinfectarla** con alcohol.

• Si es una astilla de madera vieja debe tener un especial cuidado porque suele romperse al extraerla así que cójala con las pinzas por la **parte más profunda que pueda.**

• Si lo que se ha clavado está en una zona profunda, es aconsejable que se olvide de esos saberes populares que hablan de que «viajan hacia el corazón». Puede trasladarse ligeramente, pero nada más. **No trate de sacarlo usted. Desinfecte la zona y acuda a un centro sanitario.**

• También es frecuente —y doloroso— clavarse algo debajo de la uña. La extracción es difícil y como el proceso puede doler, lo mejor es que **acuda a un centro sanitario** en donde con el instrumental correcto y con las medidas higiénicas oportunas, tratarán de resolver el problema.

CÓLICO NEFRÍTICO

Es tan frecuente que es raro el varón que no anota un episodio de este tipo a lo largo de su biografía. El dolor es de gran intensidad, hasta el punto de que hablan de cólico «frenético» más que nefrítico.

Los conductos renales y todo el aparato urinario deben estar limpios para que todo el intercambio de líquidos sea correcto. Si por una circunstancia cualquiera se interrumpe la comunicación de salida del riñón y se obstruye, hay un espasmo. Ese espasmo crea una mayor presión en la parte anterior a la obstrucción. Se acumula el líquido con lo que se produce una dilatación de los conductos y de ahí un dolor intensísimo. Y lo que suele producir esa obstrucción es una piedra, un cálculo.

El cálculo puede situarse en cualquier lugar del conducto. La obstrucción produce un dolor fuerte, intenso, al que sigue después una infección secundaria. El dolor es sordo, muy agudo y produce un especial y significativo desasosiego, desazón, intranquilidad.

El cálculo se forma de las distintas sales que ingerimos y que se pueden ir depositando. Pueden ser de restos del calcio, ya sea oxalato o fosfato, o de las dos sales juntas. También podría haber cálculos de ácido úrico.

El cálculo suele producirse durante la noche porque durante el sueño se concentra más la orina y por tanto hay más sedimentos. También aumenta la tendencia a que esos sedimentos se cristalicen y a que haya más posibilidad de que se forme. Si se produce, el cólico puede aparecer en cualquier momento. Solo es preciso que esa piedrecita intente salir y en su camino por los conductos, obstruya, raye, pinche, se estanque...

El cólico nefrítico puede durar desde unos minutos a varias horas. Luego pasa, porque o bien se ha dilatado el conducto, sin mayores problemas, o bien la piedra ha superado algún obstáculo y sigue su curso por el tracto urinario. Esto quiere decir que cuando la piedra encuentre otra dificultad en su camino volverá a presentarse el dolor.

El mejor consejo para prevenirlos es aumentar nuestro consumo de agua. Así se diluyen más las sustancias sólidas que la orina pueda contener. Deberíamos consumir más de dos litros diarios de agua en época normal. Si hace calor y sudamos, deberíamos superar los tres litros.

Lo que debe hacer

• **Lo primero, avisar al médico.** El dolor es lo suficientemente agudo como para que lo considere urgente.

• Y tras el aviso, **prepare un baño muy muy caliente.** Tan caliente como se pueda soportar. Se trata de que el **calor dilate los conductos donde está la piedra y así pueda liberarse.** Si después la orina es demasiado oscura, es posible que el cálculo esté deshaciéndose.

• En ocasiones se aconseja **orinar después sobre un colador.** Parece absurdo, pero es una medida práctica. Al orinar sobre un colador o algo que filtre, se puede encontrar algún resto de la piedra Y así, analizarla y saber su composición. Es decir, **podremos saber de qué está formada y así conocer si hay algún problema metabólico específico.** Si es de tipo cálcico, deberá reducir o eliminar la ingestión de alimentos que contengan mucho calcio. Si son oxalatos, tendrá que eliminar, por ejemplo, el tomate, los espárragos y las acelgas.

- **La solución ahora ya es a base de ondas de choque —litotricia extracorpórea—,** que rompe y pulveriza el cálculo y puede expulsarse después sin problemas.

COLITIS

Aunque popularmente se suele emplear el termino colitis como sustituto de diarrea no es lo mismo.

Colitis sería la inflamación del colon, aunque por extensión se refiera a todo el intestino grueso.

La más común y que puede llamarse mucosa se identifica con el término de colon irritable, aunque podría ser otra entidad. De hecho, hay dolor difuso, a veces cólicos, con alternancia de diarrea y estreñimiento. Lo más típico de esta colitis es la forma de las heces, que forman grumos mucosos o filamentos.

Grave puede ser la llamada colitis ulcerosa, que en muchas ocasiones es de carácter crónico, con brotes y recaídas. No se sabe la causa, aunque se apuntan varias hipótesis: desde bacterias, a trastornos psíquicos que motivan el espasmo de colon y la consiguiente invasión bacteriana, pasando por reacciones alérgicas. Sea como fuere, sí parece haber un componente nervioso.

Se presenta con una fuerte diarrea —hay quien señala hasta treinta deposiciones en un día— con dolores en abdomen, mal estado general y fiebre. Las deposiciones suelen llevar sangre y pus. Puede plantear cuadros muy graves por hemorragia amplia o incluso perforación intestinal. Puede darse también como consecuencia de una deshidratación y de anemia.

Lo que debe hacer

• Es posible que el tratamiento sea **quirúrgico con resección intestinal.**

• La colitis **no es una simple diarrea,** ni, como suele decirse, por algo que nos ha sentado mal. Si persisten los síntomas **debe acudir a un especialista.**

CONJUNTIVITIS

La conjuntiva es la membrana que cubre el interior de los párpados y la superficie expuesta del globo ocular. Cuando por irritación, por alergia o por un agente infeccioso se inflama y enrojece esa membrana, hablamos de conjuntivitis. Hongos, bacterias y sobre todo virus pueden afectarla.

Y como de un ojo pasa al otro, es bilateral y normalmente, muy contagiosa.

El primer síntoma lo conocemos todos. Una mañana, al despertar, los ojos o uno de ellos, aparecen pegados. El ojo está enrojecido, legañoso, hinchado.

Una indicación que suelen hacer los oftalmólogos: no ponga de momento pomadas o colirios, porque puede enmascarar la realidad de la infección. Es bueno lavarlos con un poco de agua tibia, cuanto más mejor. Acuda a un especialista porque tiene fácil solución cuando se trata de infección, especialmente si se hace un cultivo para ver cuál es el agente causal.

En verano son muy frecuentes porque a las producidas por agentes patógenos, se unen las de tipo alérgico. Como la alergia al polen o los ácaros irritan las mucosas, no hacen una excepción con las de los ojos.

La conjuntivitis de las piscinas es más compleja, porque en muchos casos está producida por virus (adenovirus) que no se destruyen con el cloro desinfectante. El ojo irritado sufre lagrimeo, picor y no puede estar a la luz. Puede aparecer también fiebre y desde luego se pueden palpar (en el cuello, bajo las orejas) los ganglios inflamados. Los síntomas desaparecen pasados unos días. Como es una infección vírica debe recordarse que los antibióticos no tienen efectividad.

Otro tipo de conjuntivitis de piscina es la causada por la clamidia que afecta a los dos ojos de forma aguda y purulenta. Si se pudiera dar la vuelta al párpado se vería como una siembra granulosa.

La costumbre de abrir los ojos bajo el agua no perjudica, aunque la irritación que se produce es por los desinfectantes, y es muy poco duradera.

CONVULSIONES FEBRILES

Pocas cosas pueden producir más angustia a los padres que las convulsiones febriles. De pronto, el niño pequeño que tenía «algo» de fiebre sufre una convulsión. El susto es inmenso. Surge la alarma e inmediatamente se acude al servicio de urgencias. El mundo parece caerse encima cuando pasa por la mente de los asustados padres la palabra meningitis, epilepsia o el miedo real a que el niño se les quede entre los brazos.

Aunque es difícil inicialmente, hay que decir que se impone la calma. Y después la realidad que dicen los pediatras: en la mayoría de los casos no tiene importancia.

Tres de cada cien niños van a tener alguna convulsión un día de fiebre; y se calcula que un tercio de ellos va a ver cómo esa convulsión se repite. Es decir, uno de cada cien niños puede tener convulsiones.

Los pediatras aconsejan que se ingrese a todo niño que tenga convulsiones si no ha cumplido aún los dos años.

Y que, aunque en la mayoría de casos, las convulsiones pasan enseguida, debe ingresarse al niño si la convulsión se mantiene durante más de 15 minutos.

No suelen durar ese tiempo. En un gran porcentaje de casos, las convulsiones remiten en unos minutos y basta simplemente con sentar al niño incorporándolo suficientemente para que respire bien. Si está ingresado, tratarán de parar el ataque y, sobre todo, de saber por qué se produjo.

Si la convulsión febril es corta, simple, sin ninguna alteración de otro tipo, los padres pueden estar tranquilos. Eso sí, a partir de ese momento, saben que su hijo es candidato a sufrir convulsiones si le sube la fiebre. Así que deben procurar, si padece algún proceso infeccioso o febril, que NO llegue a ese tope por encima del cual pueden sobrevenir las convulsiones. Los padres deben aprender a bajar la fiebre y tener previsto qué hacer si se produce una nueva convulsión.

Lo que debe hacer

• Para evitar que la fiebre suba, **darle paracetamol, por ejemplo, cada seis horas; no abrigar al niño y pasarle una esponja húmeda por la frente y los brazos e incluso abanicarle.**

• Es conveniente en cualquier caso conocer el problema y es el pediatra quien debe **valorar el tipo de convulsión** para conocer por qué se produjo y **atajar la causa inicial.**

• La mayoría de convulsiones febriles son breves y no tienen consecuencia alguna; no dejan rastro de ningún tipo y constituyen, simplemente, una crisis. Debe saber que **la mayor incidencia se sitúa entre los tres y cinco años y se produce más en niños que en niñas.**

• Suelen aparecer no solo cuando la fiebre es alta, sino también, y sobre todo, cuando esa subida es muy rápida.

• **Antes de que el niño llegue a los treinta y ocho grados de fiebre, debe darle líquidos y procurar que la fiebre baje.**

• Si el niño es recurrente pregunte sobre la posibilidad de tomar medidas profilácticas. Debe pedir consejo porque son medidas que pueden tener efectos indeseados.

• Recuerde que **en la mayoría de los casos, la convulsión es un episodio aislado sin importancia** (aunque el susto sea mayúsculo).

CORTE DE DIGESTIÓN

Es una cantinela continua en las zonas de verano.

—Mamá, ¿me puedo bañar ya?

—Espera las dos horas de la digestión.

Es un rito establecido desde hace muchos años. Cuando éramos pequeños había que esperar de dos a tres horas después de comer para poder meterse en el agua. El peligro podía llegar en aquello que llamábamos «corte de digestión». La digestión no se corta así. Y mucho menos esperando dos horas, ya que todo el proceso de digerir es muchísimo más largo. Ese «corte» podría ser el nombre popular de un accidente que se llama hidrocución. Se trata de un shock cuando el organismo cambia bruscamente de temperatura.

Lo que debe hacer

- Evitar los factores que favorecen la **hidrocución.**
- **No tomar el sol en exceso** antes del baño.
- **No sudar mucho** antes de bañarse.
- **No hacer esfuerzo físico intenso** antes de meterse en el agua.
- En todos los casos, el consejo que se impone es que **NUNCA debe uno meterse al agua de golpe,** especialmente si se ha estado mucho tiempo al sol, o, como suele ocurrir, se ha pasado un largo rato jugando a las palas o al futbol.
- **Pero debe deshacerse el equívoco: no se trata de un corte de digestión**

DEPRESIÓN

D

Dos tercios de la población afectada por depresión no acude al médico.

Lo curioso, además, es que cuando se diagnostica una depresión suele hacerse de forma secundaria, ya que el paciente no acude a la consulta por la depresión en sí, sino por algún cuadro físico o trastornos de otro tipo que nada tienen que ver con el cuadro depresivo.

Y es que la depresión es tan insidiosa que se enmascara. Es como si inconscientemente nos resultara más fácil estar enfermo de alguna cuestión física que del estado de ánimo. Y sin ser consciente de ello, el deprimido traslada esa angustia al estómago, al dolor torácico, a la debilidad o a la fatiga. Prueba de ello es que de cien personas que acuden a un médico general, quince van por problemas físicos que no son otra cosa que la manifestación enmascarada de la depresión.

La enfermedad se caracteriza por la tristeza, por la desgana, por el desinterés por todo. Es una tristeza profunda que no debe confundirse con la tristeza normal que toda persona sana puede tener en un momento determinado. De cada cien personas, cerca de veinte sufren problemas depresivos. Y seis, auténtica depresión. Como rasgos más destacables presentan: desinterés por la actividad habitual, especialmente por las mañanas; regusto en el pasado, sin ganas de tener proyectos, nada vale la pena. Ese es quizá el rasgo más común: no hay proyectos.

Lo que debe hacer

• Es un error creer que tiene un sesgo femenino.

• **Tiene solución con ayuda del especialista**. Y dispone de un arsenal farmacológico que quizá no resuelvan el problema a la velocidad deseada, pero que es sumamente útil.

• Recuerde que una de las causas de la depresión es la incomunicación, la soledad, la incomprensión. Por eso, la ayuda más valiosa que se puede prestar al deprimido es **explicar con claridad y serenidad que el ánimo está enfermo.** Y que hay especialistas que pueden resolver ese problema. Hay que mostrarles interés. **Eliminar los reproches, comprenderles. Comprender es aliviar.**

- **Un factor de prevención es dar un sentido a la vida.** El que sea, pero uno: de tipo religioso, de tipo político, de tipo humano, de tipo social. Uno, que ofrezca una escala de valores y un porqué vital.

DERMATITIS ATÓPICA

Es una intrigante enfermedad de la piel que padece el 10% de la población española, especialmente, niños. Es inflamatoria y aparece por brotes de lesiones en la epidermis que pican de manera irresistible. Se presenta como una piel más seca que se irrita fácilmente y es hereditaria. Y por si fuera poco, quien la padece, suele sufrir también algún otro problema de tipo alérgico.

Se está investigando mucho sobre esta enfermedad que tiene una base inmunológica. El mecanismo de defensa de quien la padece —como en el caso del alérgico— reacciona de manera desmesurada ante algunos estímulos ambientales que a las personas sin ese problema no les produciría efecto alguno. Y esos estímulos son fundamentalmente el contacto con sustancias ligeramente irritantes, distintos gérmenes, estrés o la sudoración.

Parece haber una actividad excesiva de un tipo de linfocitos que acelera el intercambio de las células externas de la piel. Como a la vez se altera la capa grasa, el agua de las células superficiales se evapora con mayor facilidad, y por tanto, se reseca la epidermis. En este estado de cosas, las células inflamatorias interiores van liberando sustancias que producen un picor intenso. Y entonces se establece un auténtico circulo vicioso: el atópico se rasca porque el picor es intenso; al rascarse se reactivan las células exteriores de la piel, con lo que se dividen más y se produce la liberación de nuevas sustancias que producen mayor picor y al mismo tiempo hay un nuevo rascado. Total: a mayor picor, mayor rascado y a mayor rascado mayor picor.

Pocas veces la dermatitis atópica aparece en edad adulta.

No se cura, pero en la mayoría de casos, pasada la adolescencia deja de manifestarse o lo hace muy de cuando en cuando.

Lo que debe hacer

El especialista Dr. Ortiz de Frutos propone varios consejos:

• **Evitar el exceso de calor** y los cambios bruscos de temperatura (la ideal para el atópico son los veinte grados).

• **Evitar el polvo en la habitación** (mejor la fregona que el barrido).

• **Utilizar fotoprotectores frente al sol.**

• **Evitar productos de limpieza irritantes.**

• Pueden bañarse en el mar o piscina y cuando salga del agua **hidratar abundantemente la piel.**

• Bañarse o ducharse diariamente con **agua tibia y secarse sin frotar.**

• El sudor macera la piel, **si se suda, debe lavarse cuanto antes.** Todo lo que entre en contacto con la piel —incluida ropa de cama— debe ser de fibra natural (algodón) y **evitar todo lo que pueda producir picor.** El calzado, de cuero o de tela, con buena aireación. En calcetines, debe evitar el nylon o la licra.

• Por otra parte, hoy se dispone ya de un **inmunomodulador tópico,** el tacrolimus, que puede ser muy útil para brotes moderados o intensos.

DERMATITIS DE CONTACTO

Es una reacción inflamatoria cutánea producida por la acción de agentes irritantes sobre la piel. También se puede originar por un mecanismo inmunológico de hipersensibilidad retardada que está determinada por el contacto del organismo con sustancias con capacidad sensibilizante, como es la dermatitis alérgica.

La consecuencia más común es el eccema.

No siempre se debe a la presencia de metales. Otros elementos capaces de producir esta reacción son algunos compuestos del tinte del pelo (la parafenilendiamina), algunos perfumes, el tiurán (antioxidante del caucho, presente en guantes de goma, calzado, piezas de automóviles...) o el látex, que está presente en preservativos, guantes quirúrgicos...

El presidente de la Sociedad Europea de Dermatitis de Contacto, el profesor Giménez Camarasa, señala que la erradicación de esta afección cutánea pasa por evitar rigurosamente el contacto con el alérgeno. «Existen algunos productos alternativos aunque todavía se encuentran en fase experimental. No obstante, los últimos avances de la investigación en este campo se dirigen hacia la inmunología para conocer los mecanismos de producción de la enfermedad».

DESFIBRILADOR

En un manual de este tipo no puede faltar el tema de los desfibriladores que cada vez vamos a tener más presentes.

Cada año se producen en España alrededor de 30.000 muertes por paradas cardiacas. Y la fibrilación ventricular es la responsable inicial de hasta un 85% de las paradas cardiacas extrahospitalarias. Se trata de una arritmia maligna que produce una contracción ineficaz y descontrolada del corazón y que en muy poco tiempo origina la pérdida de conciencia y muerte posterior por parada cardiaca.

La desfibrilación temprana en la recuperación de un ritmo cardiaco es del 90% cuando se puede efectuar en el primer minuto, pero esta efectividad disminuye rápidamente. Por cada minuto de retraso en desfibrilar se reduce la supervivencia entre un 7 y un 10% de forma que después de diez minutos las posibilidades de sobrevivir son mínimas.

Lo que debe hacer

Ante un accidente de este tipo, la estrategia de la cadena de supervivencia es:

- **Alerta inmediata ante una posible parada.**
- Inicio precoz de la **resucitación cardiopulmonar básica** por testigos.
- **Desfibrilación temprana.**
- **Soporte vital avanzado** en escasos minutos.
- En esta secuencia, la **desfibrilación precoz es la llave para la supervivencia.** Los desfibriladores semiautomáticos son de fácil manejo y cuentan con una enorme ventaja de seguridad: los electrodos del aparato detectan cuándo el corazón fibrila y solo en ese caso

autorizan la descarga eléctrica que se hace solo apretando un botón. Es fácil entrenar a cualquier persona en su manejo, aunque no tenga una formación sanitaria específica.

- **De lo que se trata es que haya desfibriladores de acceso público para acortar los tiempos de respuesta** y lograr la desfibrilación antes de que hayan transcurrido cinco minutos desde el colapso. De hecho, ya se instalan en lugares públicos como estaciones de tren, aeropuertos, centros comerciales o recintos deportivos.

D

DESHIDRATACIÓN

No es un proceso tan raro como puede parecer. Basta que coincidan una serie de factores como puede ser el inicio de una diarrea con un momento de calor. En principio debemos tener muy claro que los problemas de la deshidratación no provienen tanto de la pérdida del agua en sí, como de las sales que el agua contiene. Y por eso, precisamente por la pérdida de sodio y de potasio, se inician los desequilibrios del organismo. Y uno de los primeros en sentirlo es el corazón.

En nuestro cuerpo el agua tiene dos espacios. Dentro de las células, formando parte de los líquidos vitales, o fuera de ellas, circulando para disolver los alimentos y transportar los desechos orgánicos.

El agua es uno de los componentes básicos de la sangre, de la linfa y de todas las secreciones corporales. Todos los órganos la necesitan para su actividad. El ser humano necesita diariamente alrededor de tres litros de agua, aunque, esta cantidad depende también de la cantidad de agua que elimine. En un clima templado, sin fiebre, ni sudoración visible, se elimina por la piel alrededor de medio litro.

Por la respiración, se pierden cuatrocientos mililitros. Por las heces, se pierden cien mililitros.

Y por la orina se elimina, aproximadamente, litro y medio. Por lo menos, haciendo una simple suma, perdemos dos litros y medio. Y esa cantidad la obtenemos o bien de forma directa, gracias al agua que bebemos, o bien de forma indirecta, por los alimentos ricos en agua. Lo importante es guardar el equilibrio necesario.

El problema grave surge cuando además de agua se pierden sales fundamentales para el organismo. Un exceso de sudoración unido a trastornos digestivos, como diarreas infantiles o vómitos, pueden originar un cuadro muy serio.

Lo que debe hacer

• **La deshidratación adquiere especial relevancia en los niños.** Una simple diarrea puede hacerles perder mucha agua. Si además hace calor se acentúa la sudoración. Cuanto más pequeño es el niño, más peligro de deshidratación hay, porque más frágil es el equilibrio establecido. Además, debe saberse que, en solo doce o catorce horas, un niño pequeño puede tener síntomas de deshidratación.

• En los bebés puede haber una **serie de signos que indiquen una posible deshidratación. Uno a tener en cuenta es la orina.** Si ingiere suficiente leche y está seis u ocho horas sin orinar, puede ser ya un primer aviso.

• La cara del niño va a reflejar inmediatamente la situación: **ojos hundidos y sequedad de boca serán los primeros signos alarmantes.** Si es muy pequeño, la **fontanela hundida** puede ser otro síntoma.

• Si es por vómitos, lo primero que debe hacer es **procurar que esos vómitos cesen. Y que beba mucho líquido. Pero poco a poco.** Hágale un postre de gelatina. O té muy poco cargado con un poco de azúcar. O zumo de frutas.

• A un niño con síntomas de deshidratación **no le dé nunca leche entera o desnatada sin diluir en agua.** La leche tiene demasiadas sales para que pueda tolerarlas en estas circunstancias.

Y recuerde...

• **Todo líquido eliminado debe ser repuesto.** Piense que perdemos alrededor de dos litros y medio de líquido al día.

• Bebemos poco y un buen consejo sería **beber más cantidad** de agua.

• **Diarreas y vómitos,** en época de calor, están en el principio de una deshidratación.

• **Es una urgencia medica de primer orden.** No pierda tiempo.

• Los ancianos **siempre o casi siempre tienen necesidad de agua.** Aunque no tengan sed.

DESPRENDIMIENTO DE RETINA

D

La retina es realmente donde se forma la imagen de lo que vemos; es donde la energía luminosa que recibimos se transforma en impulso eléctrico y, a través del nervio óptico, llega al cerebro. En sí, la retina es una parte del cerebro, aunque está fuera del cráneo. Es, en la comparación clásica del ojo con la cámara fotográfica, la película en donde se impresiona la imagen.

Está pegada a la pared más interna del ojo, adosada, con la presión del humor vítreo, para que esté perfectamente ajustada. Por detrás, la retina tiene sus vasos sanguíneos que la riegan y alimentan.

Pues bien, si la retina se despega, deja de recibir sangre, y, por tanto, esa parte que va dejando de recibir sangre, se atrofia y pierde su función. Poco a poco se va despegando. Es el desprendimiento.

Imagine el papel que empapela la pared de una habitación. Si sufre un pequeño desgarro se abre un hueco y por ahí va a entrar el aire y el desgarro se irá haciendo mayor. Lo mismo ocurre en el ojo. Se produce un pequeño desgarro, y como además, está bañado por un líquido, que es el humor vítreo, esa rotura va creciendo. Al estar pegado a la pared surge un efecto como de ventosa, el líquido entra y la capa se despega. Deja de haber riego y deja de haber visión.

Entre las causas sin duda la primera son los traumatismos, especialmente en los accidentes de tráfico. El casco en la construcción ha evitado también muchos desprendimientos. Porque el traumatismo NO tiene por qué ser en el ojo. De hecho, un golpe en la cabeza puede desgarrar la retina por un cruce de ondas. La onda a través del hueso tiene una frecuencia distinta que la que se transmite a través del tejido blando. Esas ondas tras el golpe —la que va por el hueso del cráneo y la que va por dentro de él— pueden coincidir precisamente en el ojo. Y, por ello ocasionar lejos del punto del golpe, el traumatismo que desgarre la retina.

Otras veces el proceso surge de forma espontánea por una enfermedad del propio ojo (por la llamada miopía magna); y no es difícil que surja entre operados de cataratas.

Lo que debe hacer

• **Vigilar los primeros síntomas.** Pueden aparecer, y durante un tiempo bastante largo, una serie de estrellas. Son los fosfenos. No duele, pero indican el comienzo del desgarro.

• En ese momento, el desprendimiento de la retina **todavía es evitable,** porque aún no se ha producido Puede pasar algún tiempo, que depende de la situación de la retina.

• Pero si no se toman medidas, pronto aparecerá el primer indicio de que la retina se está desprendiendo. **Una parte del ojo va a dejar de ver, como si la visión tuviera una sombra** por uno de sus ángulos.

• Cuanto antes, debe acudir a un especialista. **Cuanto antes se diagnostique, mejor solución tiene.**

• Y si no puede acudir pronto al oftalmólogo, **tápese los ojos y túmbese en la cama, en el reposo más absoluto que pueda.** La retina puede volver a su sitio.

• **Tápese los dos ojos.** Así no moverá ninguno de los dos. Si se tapa solo uno, tendrá la tentación de mover el otro, el que no está tapado, e inevitablemente, como están sincronizados, moverá el que está tapado también.

DESVANECIMIENTO

Un ayuno prolongado, un embarazo, o al levantarse bruscamente después de estar tumbado o ver sangre, puede provocar un desmayo. Si se encuentra ante un hecho de este tipo, no trate de incorporar a la víctima.

Lo que debe hacer

• Procure que tenga siempre **los pies más altos que la cabeza,** lo que puede lograr poniendo unos cojines o una almohada bajo los pies. Se trata de que reciba riego sanguíneo con mayor facilidad.

• **Aflójele las prendas que puedan ceñirle:** cinturón, corbata, sujetador...

• Si tuviera vómitos cuídese de que la **cabeza esté de lado para evitar atragantamientos.** Abríguele.

• Un desmayo produce siempre frío. Cuando vuelva en sí puede darle u poquito de café o de té caliente. Pero antes, **no intente darle ninguna bebida.**

• No le dé **ningún medicamento por su cuenta.**

• Cuando se recupere **ayúdele a levantarse despacio,** sin movimientos bruscos.

• **Si tarda en recuperarse, avise de forma inmediata** a un centro de urgencias.

D

DIARREAS

La sensibilidad del intestino puede aumentar por muchas razones y como consecuencia de ella, los movimientos que hacen que el alimento atraviese el tubo digestivo también aumentan; no hay tiempo para que se absorba, hay más agua y los desechos necesitan salir más deprisa y con más frecuencia. Es la diarrea.

Las causas por las que puede irritarse el intestino son muchas: desde un germen de los alimentos, a una infección parasitaria, pasando por alguna alteración del propio intestino, o por causas exteriores (frío, nervios, tensión...).

En el verano, las posibilidades de una diarrea son mucho mayores porque se consumen más alimentos crudos y porque por el calor, las cremas, salsas espesas, y natas pueden convertirte en caldo de cultivo para las bacterias.

El cambio de agua suele ser la causa de la llamada diarrea del viajero.

Para niños y ancianos una diarrea puede constituir una urgencia. La pérdida de líquido necesario puede provocar deshidratación. Y lo grave no está en perder agua, sino todos los elementos que el agua contiene, como potasio y otras sales imprescindibles para algunos procesos metabólicos y, sobre todo, para el funcionamiento cardiaco.

Para prevenir: Cuidado con el agua que bebe. Recuerde que el sabor a lejía es la mejor garantía de que no está contaminada.

• No se fíe de esas aguas tradicionalmente «purísimas». Basta que unos metros más arriba en el río, o en la fuente, algún animal haya defecado.

• Debe lavar muy bien todo aquello que vaya a consumir crudo.

• Cuidado con las salsas espesas. Si una mano contaminada las ha tocado es fácil que se conviertan en el mejor caldo de cultivo bacteriano. Tartas y cremas son casi siempre las responsables de esas intoxicaciones masivas cuya noticia llega cada año tras un banquete de boda.

Si llega la diarrea: Puede ponerse calor en el abdomen. Le hará bien.

• Haga una dieta astringente, es decir, evite la ligereza intestinal.

• No coma frutas y verduras y sí arroz blanco, por ejemplo. Coma poco. Deje reposar a su intestino.

• Beba agua en pequeña cantidad, pero con frecuencia, y añádale las sales oportunas.

• Mientras tanto, busque la causa y cuando pueda, acuda a un especialista.

En niños puede ser serio

• Para ancianos y bebés, la diarrea es una urgencia, recuérdelo.

• La salud infantil se puede ver seriamente amenazada. Un bebé adelgaza con una diarrea a una velocidad tan grande como llamativa. Si además el niño está como apagado y sin mucho tono vital acuda rápidamente a un centro sanitario.

• Si el niño hace deposiciones con mucha frecuencia y su estado general empeora por momentos, estamos ante una diarrea aguda. Hay que procurar de forma inmediata la rehidratación. Vaya al hospital más cercano.

• Lo primero que debe hacer en caso de diarrea de su hijo es suprimir de su dieta la leche y todos sus derivados (quesitos, yogures, etc.) y lo que pueda tener efecto laxante, como zumos de frutas o purés de verdura.

• No retrase la visita al médico. Y mientras tanto, aplique ese régimen de comidas. ***(VER GASTROENTERITIS).***

DIARREA DEL VIAJERO

D

Planificar un viaje debe incluir el análisis de los peligros y actuar con una mentalidad preventiva. Quizá uno de los problemas más frecuentes y que puede arruinar la estancia en esos paraísos soñados es la llamada diarrea del viajero, que llega a afectar a una media del 40% de los que acuden a zonas tropicales.

Normalmente esta diarrea está producida por bacterias patógenas que se adquieren a través de bebidas o alimentos contaminados. Aunque no suele ser grave —solo uno de cada cien necesita ser ingresado—, obliga a modificar el viaje y desde luego altera todos los planes.

Niños, jóvenes, mujeres embarazadas, ancianos, personas con alteración del sistema inmunitario o quienes padecen problemas gástricos o toman antiácidos, son los más afectados.

Siguiendo las instrucciones del uno de los grandes especialistas, el Dr. López-Vélez, las normas a seguir son:

• Asegúrese de que el alimento ha sido debidamente cocinado y está todavía caliente en el momento de servirlo. El alimento cocinado y mantenido sin refrigeración a temperatura ambiente durante más de cuatro o cinco horas supone un gran riesgo.

• Recuerde: cocínelo o pélelo, o de lo contrario, déjelo; es decir, coma frutas y verduras que puedan ser peladas, rechace las de piel dañada y evite los alimentos crudos o poco cocinados.

• Los platos preparados con huevos crudos —mayonesas, salsas caseras, y ciertos postres— pueden ser peligrosos.

• Los helados sin garantías están frecuentemente contaminados por lo que, ante la duda, evítelos.

• El pescado crudo o en adobo puede transmitir distintos tipos de parásitos gastrointestinales. En algunos países ciertas especies de pescados y mariscos pueden contener potentes toxinas, incluso cocinados.

• Recuerde que la leche no pasteurizada debe ser hervida antes de su consumo. Evite los quesos frescos.

• Cuando la calidad del agua no ofrezca suficientes garantías debe ser desinfectada.

• Evite cubitos de hielo, incluso con garantías de potabilidad. Café, vino, cerveza, refrescos carbonatados o zumos embotellados son generalmente seguros.

Lo que debe hacer

• La mayoría de las diarreas se resuelven en unos días. **Si la diarrea se prolonga más de tres jornadas se debe solicitar atención médica.** Y lo mismo si es muy severa, si aparece fiebre alta, si **surgen vómitos** intensos o si se advierte **sangre en las heces.**

• Tan pronto como la diarrea comienza se debe aumentar **la ingestión de líquidos para evitar la deshidratación.** Si la diarrea dura más de veinticuatro horas, prepare y beba sobres de sales de rehidratación oral o suero oral (un sobre en un litro de agua) y coma normalmente. Se recomienda que la cantidad de líquidos a ingerir sea de 1/4 a 1/2 vaso después de cada deposición a los menores de dos años; de 1/2 a 1 vaso si se tienen entre dos y diez años; y a demanda si es un adolescente o un adulto.

• Los antidiarréicos pueden utilizarse para mejorar los síntomas. **No deben administrarse a los niños menores de dos años** y en ningún caso de diarrea con sangre o fiebre alta. La dosis habitual es de dos comprimidos (4 mg) la primera toma, seguido de un comprimido después de cada deposición diarreica. **No se debe pasar de ocho comprimidos al día.**

• Si durante el viaje prevé no tener acceso a un centro sanitario, consulte con su médico para tener previsto un tratamiento antibiótico adecuado en caso de diarrea grave o de cierta intensidad.

DIVERTÍCULOS

Son una especie de hernia que se produce en la mucosa que recubre el intestino. Es como si en un punto determinado del tubo digestivo, por pulsión o por la presión de los vasos sanguíneos, aparecieran unos bultitos, unas lesiones.

Su tamaño varía. Pueden ser tan pequeños que midan apenas unos milímetros, y los hay que llegan a medir varios centímetros. Casi nunca producen molestias. Y si se descubren es por alguna otra exploración. A veces producen síntomas leves que no suelen considerarse, flatulencia o cierta incomodidad intestinal, pero que se achacan a otras razones, entre otras cosas a la comida, ya que suele presentarse en personas de cierta obesidad.

Pueden surgir por un cambio rápido en la forma de comer. Por ejemplo, está demostrado que los vegetarianos tienen un riesgo tres veces menor que los no vegetarianos. En las regiones tropicales y en Japón hay mucha menos diverticulosis que en Europa. Sin embargo, basta que un africano viva en Europa o que un japonés viva en Hawái para padecer de divertículos como todos los demás. Y todo, o en su mayor parte, se debe a la dieta.

Las harinas refinadas, el azúcar refinado, etc., y el temor —injustificado— a las legumbres por aquello de la línea, hacen que nuestra dieta sea muy pobre en residuos. Y cuando los residuos son escasos, hay un engrosamiento de las fibras musculares. Entonces se ejerce mayor presión, y si en esa mayor presión hay un punto débil, aparece el divertículo.

A partir de los cincuenta años casi todos tenemos algún tipo de divertículo. No ocurre nada. De todas las personas que tienen divertículos, solo 20% van a padecer algún síntoma. El problema grave es que los divertículos sí pueden complicarse. No podemos olvidar que es como una hernia. Una especie de saquito en donde puede quedar materia fecal y como consecuencia de ello necrosarse.

Suelen aparecer en el lado izquierdo y se le llama también apendicitis izquierda. Es como si fuera una degeneración del tubo digestivo. Como si las paredes se debilitaran y allí donde ejercen mayor presión surgiera esta falsa hernia de la mucosa.

Lo que debe hacer

- **La prevención es sobre todo dietética.** Se desaconseja todo aquello que pueda resultar irritante, como el café, el alcohol o las especias. Y se recomienda la ingestión de verduras y cereales, hortalizas y frutas, porque contienen residuos y fibra. Así se podría prevenir —o por lo menos retrasar— la aparición de divertículos.

• Una de las complicaciones es que siempre **existe la posibilidad de una inflamación** porque alguna materia se incruste en esos saquitos. Y depende tanto de los que se tengan, como de lo dispersos que estén y, sobre todo, de lo precoces que sean.

• **No siempre hay que pasar por el quirófano.** A veces es inevitable porque hay que cortar o vaciar esa bolsita que contiene materia infectante.

• Por eso hay que **insistir en la prevención.** Una dieta con verduras, legumbres y fruta, que aporte bastante fibra, es la recomendación más general.

DOLOR DE CABEZA

Es el más frecuente de los dolores que padece el ser humano. De hecho, el 95% de la población sufre algún episodio de dolor de cabeza a lo largo de su vida. En España, por lo menos un 70% de habitantes sufre cefaleas tensionales —las más frecuentes— y el 12% sufre migrañas o jaquecas. Puede decirse que en los países desarrollados solo los dolores de cabeza tensionales afectan a dos tercios de los varones y al 80% de las mujeres. Y ya prácticamente el 90% de los niños de catorce años ha conocido este dolor.

No le damos la importancia que tiene porque no se percibe como un problema serio de salud debido, sobre todo, a que tiene un carácter episódico, a que no se trata de una enfermedad contagiosa y a que nadie se muere de un dolor de cabeza. Por eso, suele tratarse como algo trivial y casi sin importancia. De ahí que no tengamos conciencia de que puede haber un tratamiento específico, ni de las ventajas que puede tener una adecuada consulta médica.

Pensemos que el dolor de cabeza puede llegar a ser muy incapacitante no solo por las horas de trabajo que la persona que lo padece pierde a lo largo de su vida, sino también porque suele limitar y perjudicar seriamente sus relaciones familiares y sociales. Y, sin embargo, como dicen los especialistas, ni los enfermos ni en algunos casos los profesionales, adoptan las medidas necesarias para su adecuado tratamiento.

La cefalea tensional es el dolor de cabeza más frecuente. No se sabe mucho sobre el mecanismo que la causa. Se habla de un origen muscular, pero puede también relacionarse con el estrés o problemas de cuello. Se presenta en ataques episódicos que no suelen durar más de unas horas, aunque puede llegar a durar días. La crónica es menos común y puede producirse intermitentemente durante largos períodos de tiempo. En ambos casos el dolor es de leve a moderado y siempre generalizado. A veces se focaliza en un solo lado de la cabeza. Los pacientes hablan de una presión parecida a la de colocar una cinta apretada alrededor de la cabeza. No tiene síntomas asociados. Suele empezar en la adolescencia y afecta a tres mujeres por cada dos hombres.

La cefalea en racimos es una de las cefaleas primarias. No se sabe mucho de su origen, es muy frecuente, dura muy poco, pero tiene un altísimo nivel de dolor. Puede ser episódica y crónica. La episódica se produce en racimos de una duración de entre seis y doce semanas cada año o cada dos años, normalmente en la misma época. En estos casos, el dolor es intenso, se concentra en un lado de la cara, alrededor del ojo, de día y sobre todo de noche y el tiempo de mayor intensidad suele de ser de treinta a sesenta minutos. Algunos síntomas son el enrojecimiento y lagrimeo de los ojos, destilación nasal, caída del párpado... En la cefalea en racimos crónica —menos frecuente— no se producen remisiones entre los periodos de dolor. La episódica se vuelve crónica y viceversa, pero una vez que la cefalea en racimos se produce, suele mantenerse durante veinte o treinta años. No es muy frecuente (afecta a 1 de cada 1.000 adultos) y afecta más a los hombres, en una proporción de seis varones por cada mujer. Suele iniciarse alrededor de los veinte años.

Poca gente sabe que hay dolor de cabeza por abuso de medicamentos. La utilización crónica y excesiva de analgésicos para controlar el dolor de cabeza produce por sí misma un tipo de cefalea que es una de las variedades más frecuentes: la cefalea por abuso de analgésicos. Una historia típica de este problema comenzaría con cefaleas episódicas que se tratan con analgésicos u otros medicamentos. Con el paso del tiempo, los episodios se vuelven más frecuentes y la toma de analgésicos también; hasta que tanto dolor como fármacos pasan a ser elementos diarios en la vida del paciente. Una característica común es que suelen tomar medicamentos con carácter preventivo. La enfermedad se caracteriza por ser opresiva, persistente y casi siempre con mayor intensidad al despertarse.

Para hablar de «abuso de medicamentos» se cita la toma regular de analgésicos básicos quince días al mes o más, o de otro tipo al menos más de diez días al mes. Las cefaleas por abuso de analgésicos afectan por lo menos a un 3% de la población, especialmente mujeres.

Lo que debe hacer

El primer punto es **tomarse en serio el dolor de cabeza,** lo que no quiere decir que haya que considerarlo un problema grave. Solamente conocer que es un problema y **acudir al médico en busca de un diagnóstico correcto y de un tratamiento adecuado;** por supuesto, el paciente debe cumplir escrupulosamente el tratamiento prescrito y debe tener un seguimiento médico para analizar el resultado. ***(VER MIGRAÑA).***

DOLOR DE CABEZA INFANTIL

Suele preocuparnos y no porque el dolor sea agudo, sino porque no sabemos su origen y siempre nos situamos en el peor de los escenarios. Piense que si fuera un problema grave vendría acompañado de otros muchos síntomas y no sería el dolor de cabeza el más significativo.

Una primera afirmación: la inmensa mayoría de dolores de cabeza en niños son muy benignos y no tienen importancia. Si se repiten con cierta frecuencia seguramente se trata de una migraña y entonces es cuando hay que preguntarse si alguno de los padres es migrañoso (normalmente se trata de la madre). También puede tratarse de la llamada cefalea tensional.

• **Migraña.** Es sencilla de identificar porque es un dolor periódico que aparece en determinadas circunstancias –en personas con antecedentes– y con algún factor desencadenante que se va a identificar muy pronto.

• **Cefalea tensional.** Se produce con más frecuencia en niñas y el dolor es distinto del de la migraña. Duele toda la cabeza, especialmente en la parte posterior. El dolor surge al atardecer o por la mañana y aunque puede doler durante todo el día no es lo más común. Las causas hay que buscarlas en la presión a que están sometidos los chicos: estrés, problemas psicológicos o de trato con los compañeros, acoso escolar, exámenes, conflictos con profesores...

• **Problemas de visión**. Aunque está muy extendida la idea de que muchos dolores de cabeza se deben a problemas de visión, no parece ser esa una causa real. De hecho, muchos especialistas sostienen que no es el dolor de cabeza un síntoma que denuncie alguna alteración visual. De todos modos, recuerde que en el comienzo de cada curso es conveniente que se revise la visión de sus hijos.

• **Postural**. No solemos ser conscientes de que muchas veces el niño embebido en el estudio o en una pantalla de videojuegos, adopta una postura forzada que tensa los músculos del cuello y acaba produciendo un dolor de cabeza.

Lo que debe hacer

• Intentar **calmar el dolor con un analgésico** común.

• Si se repiten los dolores con frecuencia debe consultar porque el **abuso de analgésicos puede cronificar el dolor.**

• Si se trata de una migraña, el médico le informará sobre el tratamiento oportuno.

• Si es de tipo tensional, habrá que ir a las causas y, por tanto, **aumentar el tiempo de sueño y de descanso,** buscar y resolver el conflicto que le estresa, hablar y disminuir las exigencias escolares.

Cuándo ir al médico

Como señala el Dr. Casado Flores, jefe del servicio de Pediatría del área de Cuidados Intensivos Pediátricos del Hospital del Niño Jesús, debe consultar al médico si el dolor de cabeza viene acompañado de algunos de estos síntomas:

Si la cefalea le despierta durante la noche; si se produce un cambio de carácter con o sin disminución del rendimiento escolar; si el niño pierde interés por las cosas; si tiene vómitos sin náuseas, vómitos con fuerza o en chorro o si el dolor no desaparece con el tratamiento; cuando el dolor aumenta al ir al baño, al correr o al cambiar de posición; si hay trastornos de la audición o la visión (oír o ver cosas raras, ver mal o desviar un ojo); y si hay dificultad para mantener la postura durante la marcha o tendencia a ladearse.

En cuanto a los síntomas de alarma que deben llevarle a urgencias, destacan: si el dolor de cabeza se acompaña de vomito «con fuerza de escopeta»; si el dolor llega con poca respuesta a estímulos, como con aturdimiento; o si además del dolor desvía claramente un ojo.

DOLOR DE ESPALDA

Es el dolor más generalizado, que no respeta sexo, raza o profesión. Los únicos que se libran de él son los niños. Se presenta en todas las edades, con predominio en mujeres y trabajadores manuales. Por lo menos ochenta de cada cien personas los padecen especialmente, a partir de los treinta y cinco años. Dicen que es el tributo que tenemos que pagar por dejar de andar a cuatro patas y habernos puesto de pie.

Es el motivo de consulta más frecuente en Atención Primaria, por detrás de los procesos respiratorios agudos.

Las causas pueden ser muchas. La más frecuente es la lesión lumbar, los problemas discales. Los traumas y fracturas derivadas de los accidentes de tráfico ocupan un segundo lugar. Tensiones musculares o el estrechamiento del canal por donde va la médula;

o lesiones del tejido óseo propiamente dicho, pueden ser también motivo de dolor. Pero es que influyen en el dolor de espalda muchos factores, incluso psicológicos. Por ejemplo, las viudas son las que más dolor de espalda tienen. Y tras un divorcio, los dos cónyuges lo sufren.

El problema es que no respetamos las curvas fisiológicas de la columna vertebral. Y toda postura que altere esa disposición, aunque sea momentánea, puede pasarnos factura en forma de dolor.

La columna es capaz de soportar grandes cargas y está preparada para ello, pero en la postura correcta. Un ejemplo es útil: nadie puede decir que un papel pese como para motivar un dolor agudo. Sin embargo, inclinarse doblando la cintura a recoger un papel, puede forzar de más y motivar el dolor en la espalda. Un desajuste de posturas puede desequilibrar tensiones y motivar un dolor.

La higiene postural trata de mantener las curvas fisiológicas de la columna vertebral en su posición más natural. Están así por y para algo y mantenerlas como es debido es la mejor prevención.

Tenemos que aprender a colocarnos. Una de las posturas que más dolores provoca es la de sentado, porque no hacemos que los respaldos de los asientos cumplan su función, es decir que sirvan de apoyo. Prácticamente todos los que trabajamos ante una mesa, solemos inclinarnos hacia adelante, sin apoyar la espalda. El respaldo es solo un adorno.

Todos, como es evidente, podemos padecerlo. Y más los altos y los obesos. En el por qué es donde hay una gran variedad de causas. Lo más común es que con la edad, la burbuja gelatinosa que tenemos en el disco intervertebral pierda agua, se endurezca y se salga de su sitio. Se forma entonces una especie de protusión que si toca un nervio produce un dolor tremendo. Es el lumbago. Si toca el nervio ciático es la ciática.

El ama de casa por las peculiaridades de su trabajo lo padece con mucha frecuencia. Por eso debe estar vigilante a las posturas que adopta. No hacer la cama inclinándose sino flexionando las rodillas. Y procurar que todo esté a la altura conveniente. Las tablas de planchar suelen estar más bajas de lo debido, forzando a una inclinación de la espalda. Por eso es aconsejable tener algo en el suelo para apoyar uno de los pies y descargar la tensión. ¿Y no es absurdo estar inclinada simplemente porque el mango de la escoba o de la fregona es demasiado corto?

Los lavabos y fregaderos están por norma general a unos setenta y ocho centímetros de altura. Y deberían estar por lo menos a noventa y cuatro con el fin de no forzar las posturas. A eso hay que añadir un cierto grado de obesidad y que muchas veces se duerme en colchones excesivamente blandos.

Para prevenir. La Fundación Kovacs, especializada en los problemas de columna, ha elaborado unas normas muy ilustrativas.

- **Manténgase activo y evite estar todo el día sentado.** Si no, perderá fuerza en la musculatura de la espalda y aumentará el riesgo de dolor.
- **Haga ejercicio habitualmente.** Cualquier ejercicio es mejor que ninguno.
- **Caliente los músculos antes de hacer ejercicio y estírelos al terminar.**
- Cuando tenga que estar sentado, hágalo **lo más atrás posible en la silla** y mantenga el respaldo recto.
- Mantenga la espalda **relativamente recta y los brazos y codos apoyados.**
- **Cambie de postura** con frecuencia e intente levantarse cada 45-60 minutos.
- Cuando lea, si va a estar sentado mucho tiempo, **utilice un atril.**
- Cuando use el ordenador, coloque la pantalla **frente a sus ojos y a la altura de su cabeza.**
- Si le duele la espalda, no se derrumbe. Es muy probable que no tenga nada grave y solo se deba a que sus músculos no están trabajando bien. **Evite el reposo, lleve una vida lo más normal posible y manténgase tan activo como pueda.**

DOLOR DE GARGANTA

D

Es frecuente, especialmente entre niños y jóvenes, aunque nadie esté libre de ese problema. Lo común es que el dolor de garganta se deba a una infección por virus o por bacterias. Anidan en las amígdalas, que son una barrera defensiva del organismo, y allí se instalan, provocando ese dolor que se empieza a notar cuando tragamos. Precisamente el dolor proviene de una faringitis o una amigdalitis, es decir de una infección que se advierte enseguida por el enrojecimiento o por la formación de placas de pus en esa zona. Una prueba que puede hacer el mismo paciente es tocarse debajo de la mandíbula, porque por lo general aparecen inflamados esos ganglios.

Si hay esas placas y la fiebre es alta, conviene consultar.

No suele provocar más complicaciones que las locales, aunque en ocasiones (confieso que lo he padecido en mi infancia), la infección pasa al oído provocando una otitis verdaderamente dolorosa.

No es raro que pueda provocar una sinusitis. ***(VER SINUSITIS).***

Los propios médicos especialistas señalan que las amigdalitis y faringitis son mucho más frecuentes cuando el organismo se somete al choque del aire acondicionado, es decir cuando se pasa de los grados de la calle a los del interior refrigerado.

Hay que tener en cuenta que el aire acondicionado refrigera por convección y extrae la humedad ambiental. El aire acondicionado no solo enfría, sino que también seca. Y esa sequedad que no solemos compensarla, reseca e irrita nuestras mucosas y prepara el escenario para que sea más fácil la infección.

Lo que debe hacer

• Como toda infección de este tipo, **se trasmite de persona a persona a través de las pequeñas partículas que se expulsan al hablar, al toser, al estornudar...** Si nos tapamos la boca con la mano, puede quedar el virus en ella y contagiar al dársela a otra persona. También si se estornuda sobre cualquier superficie, el virus puede permanecer en ella durante un tiempo (de veinticuatro a cuarenta y ocho horas en superficies no porosas y hasta doce horas en ropa, papel o pañuelos desechables). Un muchacho que estornude ante un pupitre puede contagiar a quien una hora más tarde ocupe el mismo lugar. Así que una de las medidas más aconsejables es, además de **beber muchos líquidos, lavarse las manos con frecuencia.**

• Hace años era práctica común «operar de las anginas», es decir, extirpar las amígdalas. Hoy hay otro criterio y la conveniencia de extirparlas o no debe estar presidida por el consejo del especialista. Suele recomendarlo cuando la **infección se hace crónica** o es excesivamente frecuente, y, sobre todo, si cuando se **inflama su tamaño es excesivo y llega a comprometer una buena oxigenación.**

DOLOR DE MUELAS

Es más frecuente de lo deseable. Y la primera afirmación que debe hacerse es que las muelas no duelen de repente, sino que cuando aparece el dolor es que ha habido un proceso –bastante largo, por cierto– de deterioro. Suele ser la respuesta al abandono en el cuidado de la dentadura y de no cumplir con la visita periódica al dentista.

Lo que debe hacer

• Tenga paciencia. El dolor suele ser más fuerte durante la noche. No porque tenga mayor intensidad, sino porque uno le encuentra menos soluciones y está mucho más sensible.

• **Puede tomar algún calmante o algún analgésico.** No ponga la pastilla junto a la muela dolorida. Espere a que se deshaga.

• Si el dolor proviene de la muela del juicio, que trata de abrirse paso a través de la encía, y que está situada en la última posición de la dentadura, **eche una cucharadita de sal en medio vaso de agua templada.** Y enjuague bien toda la zona.

• Una costumbre muy extendida es la de tomar una copa de licor e incluso poner el licor en contacto con la zona dolorida, con la idea de que al alcohol va a surtir algún efecto sobre el dolor. **No lo haga.** Es posible que inicialmente tenga la sensación de que el dolor se calma, pero luego **puede acentuarlo.** Y en cuanto pueda, **vaya al odontólogo.**

DOLOR DE TRIPA

Especialmente en verano o cuando se viaja, es frecuente que aparezcan dolores de tripa. Pueden estar originados por muchísimos motivos y no suelen indicar nada grave. Si el dolor es demasiado fuerte, no dude en avisar al médico de manera inmediata, porque puede no ser un dolor intestinal normal e indicar algo más serio. Es el médico quien debe valorarlo. De todos modos, para intentar calmar el dolor, lo primero que debe hacer es relajarse. Túmbese en la cama. El calor suele aliviar de manera inmediata, así que disponga de una de esas bolsas de goma para agua caliente. Si no dispone de ella, llene una botella de agua caliente y envuélvala en un paño. Si tiene sed, puede tomar agua pero en sorbos muy pequeños.

No tome analgésicos para aliviar el dolor. Avise al médico y no trate de encubrir alguno de los síntomas tomando algún fármaco porque el medico tendrá que tener todos los datos de ese dolor para encontrar la causa y ponerle remedio.

ECCEMA

Es una irritación de la piel producida por lo que los expertos llaman una vesiculación microscópica.

Popularmente, suele hablarse de «erupción». También de eritema. Lo más frecuente es que obedezca a agentes irritantes. Se produce en individuos predispuestos.

Un tipo de eccema muy concreto es el llamado marginado, que surge en el pliegue de la ingle y se presenta como una mancha roja que va creciendo. Está causado por hongos. Pero atención: no se debe confundir este eccema con el posible picor en la ingle que podría indicar alguna tendencia diabética.

Lo que debe hacer

- Lo primero, tratar de averiguar la causa y obrar en consecuencia.
- Visitar al dermatólogo.
- Mientras tanto, hidratar convenientemente la piel.

EDEMA

Es la acumulación excesiva y anormal de líquido en una determinada zona como resultado de algún fallo metabólico, de un proceso alérgico o de otras patologías. El edema no es más que un síntoma, un reflejo de algún trastorno.

Uno de los edemas más claros se sitúa en los tobillos de las embarazadas. Por acumulación de líquido se hinchan, y al presionarlos con el dedo, la piel se hunde, como si la carne fuera de plastilina, para recuperar después y lentamente su posición normal.

Es frecuente el edema alérgico que no tiene lugar en la parte superficial de la piel, como podría ser la urticaria, sino que se debe a la inflamación de capas más profundas. La hinchazón es rápida, brusca y localizada. Es espectacular, por ejemplo, cuando se produce en un labio, porque parece increíble que el labio pueda dar tanto de sí.

Debe citarse otro de tipo alérgico más raro, llamado edema de

Quincke. Suele aparecer en la cara y su gravedad reside en que puede comprometer la respiración por el volumen de la hinchazón.

Por carencia alimentaria y ausencia de proteínas —albúmina— en sangre puede producirse un edema de hambre. Manos, pies, párpados y cuello pueden hincharse resaltando, más si cabe, la delgadez del cuerpo. Solo se presenta en estados carenciales graves y prolongados.

El edema de glotis puede ser una complicación grave. El origen puede estar en el edema de Quincke o en el alérgico. La glotis puede hincharse —normalmente porque se hinchan los tejidos del alrededor— y comprometer la respiración.

Pero puede deducirse que todo aquello capaz de hincharse puede sufrir un edema. Tras un trauma, puede producirse un derrame, con el consiguiente edema en el cerebro. O, por ejemplo, tener origen cardiaco aunque el edema se haga visible en los tobillos.

Lo que debe hacer

• El tratamiento del edema suele iniciarse con **bolsas de hielo.**

• El médico aconsejará, si es necesario, el **uso de diuréticos.**

• Si se trata de un edema que puede comprometer la vida, los especialistas suelen **administrar urgentemente corticoides** y disponer el traslado del enfermo a urgencias.

• Puede ser necesaria la **realización de una traqueotomía.**

• En cualquier caso, tras la aparición de un edema —sea de donde sea— debe **consultarse para buscar el origen y la causa.** Y prevenir su repetición.

ENDOMETRIOSIS

Veinte de cada cien mujeres españolas en edad fértil sufren endometriosis. El problema añadido es que, en muchas ocasiones, tras una intervención quirúrgica, vuelve a aparecer.

No se conocen las causas. Pero el hecho es que el tejido endometrial, que normalmente se encuentra dentro del útero, prolifera en otras localizaciones ocasionando una serie de alteraciones serias, que van desde la regla dolorosa a la esterilidad, pasando por el dolor pélvico o el coito doloroso.

Hay quien lo califica de «proceso enigmático» y no va muy descaminado. Como es sabido, el útero está recubierto por una mucosa muy especial, que es el endometrio. Durante la primera parte del mes y cumpliendo las órdenes hormonales se prepara para recibir y acoger al óvulo en el caso de que se fecunde. Si no hay fecundación, el endometrio pierde su acolchamiento, su esponjosidad, su consistencia. Partes del endometrio se «caen» y salen con el flujo menstrual. El problema es que algunas glándulas del endometrio y su tejido de soporte (se llama estroma), pueden salirse de su sitio y anidar en territorios vecinos.

La endometriosis es la reproducción de células del endometrio fuera del útero, invadiendo otras zonas. Con el consiguiente problema de que cada mes, según las influencias hormonales, cambia modificando no solo su estructura, sino la del tejido invadido.

La causa que se acepta como primaria es la llamada regla retrógrada, es decir, que la regla o parte de ella, puede tener circulación inversa, revierte por las trompas y pasa al abdomen. Una vez fuera de su sitio, todo depende de la condición inmunológica de la mujer. Porque esa regla retrógrada puede manifestarse hasta en un 80% de mujeres, y no todas padecen endometriosis. E incluso entre las que tienen esa proliferación de células endometriales en tejidos ajenos, la gran mayoría no padece el más mínimo síntoma. La hipótesis del condicionamiento genético va ganando adeptos.

¿Se puede resolver?

Según edad, y la gravedad del proceso, la cirugía puede resolver el problema. Se basa en cortar o coagular las zonas instaladas en otro lugar. Pero es posible una recidiva. Suele hacerse la intervención con laparoscopia, es decir, a través de una pequeña incisión abdominal por la que se introducen los instrumentos de trabajo.

Otro tratamiento trata de controlar el proceso a base de un «ahogo hormonal». En principio se utilizaron hormonas masculinas. El tratamiento posterior pretende inducir con anticonceptivos un «pseudoembarazo», con lo que se suprime la ovulación y el aumento del tejido endometrial.

Puede haber entonces efectos secundarios como acné, hinchazón, crecimiento del vello, aumento de mamás y ganancia de peso.

También se emplean en la actualidad productos que disminuyen la actividad hormonal del ovario. Cuando se administran —normalmente durante seis meses— interrumpen la producción de estrógenos, creando una menopausia y en consecuencia, los tejidos endometriales se reducen en tamaño aliviando consiguientemente todos los síntomas (se administran con una inyección mensual).

A tener en cuenta

• Es una de las principales **causas de esterilidad femenina,** dolor en la pelvis y coito doloroso.

• En la gran mayoría de los casos, **puede tratarse y resolverse.**

• El **tratamiento quirúrgico** o médico de la esterilidad por endometriosis puede lograr que por lo menos la mitad de las mujeres afectadas que lo deseen queden embarazadas.

• Los síntomas de la endometriosis pueden ser compatibles con otros procesos. **La endoscopia ginecológica permite un diagnóstico certero.**

• El tratamiento es complejo ya que la eliminación de la función ovárica —lo que impediría la regla— lleva a otro tipo de problemas hormonales.

• La paciente necesita un seguimiento médico.

• **Es la causa más importante de esterilidad en la mujer** (del 30 al 50% de mujeres con endometriosis son estériles).

ESGUINCE

Si comparamos el cuerpo con el de una marioneta, podemos tener una idea clara de lo que es un esguince. Las piezas de la marioneta serían los huesos, movidos por una fuerza que serían los músculos y que actúan a través de unos «hilos» que llamamos tendones.

Pero claro, para que la marioneta se parezca al ser humano hay que establecer enganches entre las piezas para que, a la vez que puedan moverse, queden unidas. Son las articulaciones, y para que encajen las piezas a articular, disponemos de unas cintas de sujeción que se llaman ligamentos. Los ligamentos, pues, son las bandas elásticas que están alrededor de la articulación y que sirven para mantener su estabilidad y para fijar los huesos que la forman. Si por un mal paso, un golpe o lo que sea, el ligamento se distiende o se altera, aparece el esguince.

E

No es preciso que se rompa, basta que se distienda porque la articulación sigue en su sitio, pero no está igual de fija, ni de estable.

El esguince más frecuente es el del ligamento externo del tobillo. Es elástico y puede comportarse como un muelle; pero si se tensa en exceso, ya no vuelve a su posición original, salvo con el descanso y el reposo. Por eso —y precisamente el del tobillo— suele escayolarse el pie o se hace un vendaje duro durante quince días, para que dé tiempo al ligamento a recomponerse.

Tiende a repetirse porque tras el reposo no se suele rehabilitar el músculo, con lo que se mantiene una cierta debilidad en el tobillo. ¿Qué ocurre entonces? Pues que basta un mal paso para que nuevamente vuelva a aparecer el esguince.

También son frecuentes los problemas con los ligamentos de las rodillas, especialmente cuando se habla de deportistas como los del fútbol o los del esquí.

Los ligamentos de la rodilla pueden sufrir seriamente, en el esquí de manera especial, ya que las modernas botas trasladan todo el riesgo desde el tobillo a la rodilla. Y en los futbolistas, tenemos constancia todas las temporadas.

Los de muñeca también son numerosos, porque instintivamente si se produce una caída ponemos la mano y es la muñeca la que sufre. También pueden aparecer por movimientos raros y forzados.

Lo que debe hacer

• No son fáciles de evitar los que provienen de accidentes. Sin embargo, los deportistas lo saben: **lo mejor es calentar bien los músculos** antes de iniciar cualquier ejercicio físico.

• Si se produce, lo primero que debe hacerse es **inmovilizar la articulación.**

• El dolor suele ser el grito que da la articulación para que la dejemos en **reposo.**

• Y atención, no todos saben vendar. Los vendajes son todos fáciles si se saben hacer. **Pero cuidado con los vendajes colocados por personas inexpertas**. La presión debe ser la adecuada y correctamente distribuida. Por ejemplo, **vendar un esguince recién producido puede ser peligroso,** porque la articulación tiende a hinchar y la presión acabara siendo excesiva.

• **Y recuerde:** cuando se restablezca, intente ejercitar esa articulación fortaleciendo el músculo.

ESPINA EN LA GARGANTA

En muchos hogares para evitar este pequeño accidente se prescinde del pescado, lo que no es aconsejable. Si una espina se clava en la garganta debe seguir varios pasos. Como primera medida, hay que comer una miga de pan; la miga, por su consistencia, suele arrastrar esa espina.

Si no lo logra, vaya a un lugar con muy buena luz. Que la persona afectada abra bien la boca. Con el mango de una cucharilla oprímale la lengua hacia abajo para lograr el mayor campo de visión posible. Si localiza la espina porque esta visible, **intente extraerla con unas pinzas muy finas.**

Si no la ve perfectamente o ve que no tiene fácil acceso, **no intente sacarla a ciegas,** porque en los intentos puede irritar seriamente la garganta.

Si no la ve, acuda a un centro sanitario, porque allí, además de mejor luz, tienen instrumentos más precisos y una habilidad que usted no posee.

Si ha logrado quitarle la espina, no olvide **enjuagar la garganta** con algún antiséptico.

ESTREÑIMIENTO

No solo uno de cada cuatro españoles tiene problemas para evacuar, sino que prácticamente la mitad de la población española ha sufrido alguna vez problemas de este tipo. Las causas de que el 41,3% de la población padezca estreñimiento pueden ser muchas pero las que más se citan son los cambios en la alimentación, la falta de líquidos y los viajes. Quienes más lo padecen son las personas entre cuarenta y cinco y sesenta años.

Las mujeres son más propensas a padecer este problema. Sobre todo, las mayores de sesenta años que viven en ciudades o municipios pequeños y llevan una vida sedentaria. Un 42,5% de los mayores de sesenta años reconoce sufrir más problemas ahora que cuando era joven.

El estreñimiento no es el mismo en todas las personas que lo padecen. Puede ser temporal, habitual o crónico y las causas son distintas en cada uno de ellos.

El temporal se produce generalmente en situaciones transitorias como el cambio de domicilio, un viaje largo, embarazo, etc. Las causas principales del estreñimiento habitual o crónico suelen ser los hábitos irregulares de vida y la alimentación.

Los síntomas son también muy variados. Los más frecuentes son, además del propio estreñimiento, una cierta depresión, una sensación general de hinchazón y molestias abdominales, inapetencia, insomnio, irritabilidad y mal humor.

Las personas más propensas son:

• Los ancianos, que pierden la sensibilidad del colon, lo que hace que disminuyan los hábitos intestinales y el control sobre la defecación.

• Los enfermos con trastornos nerviosos o mentales, con demencia senil, párkinson, Alzheimer, depresiones, etc., cuyos mecanismos nerviosos de la defecación no funcionan correctamente, produciéndose, por tanto, estreñimiento.

• La mujer durante el embarazo. La cantidad de progesterona durante ese período es la que hace que se inhiba el movimiento del intestino grueso y se produzca el estreñimiento.

• Los lactantes suelen padecer estreñimiento al cambiar la alimentación de la leche materna a la lactancia artificial. La leche materna contiene compuestos que estimulan la evacuación espontánea y al cambiar se acusa la deficiencia de estos elementos.

• Los niños pueden tener también algunos problemas de estreñimiento en el momento en que empiezan a ir al colegio. El cambio y la adaptación a la nueva situación puede hacer que las heces se contengan y aparezca un pequeño estreñimiento.

Recuerde: es falso...

• Que tomar líquidos en abundancia cure el estreñimiento.

• Que el agua caliente en ayunas sea básica para evacuar.

• Que el estreñimiento engorde.

• Que solo la dieta o soluciones naturales sean capaces de acabar con el problema.

• Que el estreñimiento sea causa directa de enfermedades graves como el cáncer de colon.

• Que todas las soluciones estimulantes de la defecación produzcan dependencia.

Pero es cierto...

• Que el estreñimiento puede estar relacionado con otras enfermedades orgánicas. En la mayoría de los casos está relacionado con hábitos irregulares de alimentación y vida.

• Que la dieta debe ser variada y equilibrada, con bastantes frutas y verduras.

• Que el estrés y las prisas favorecen el estreñimiento. Conviene crear el hábito de evacuar con regularidad y a ser posible a la misma hora.

• Que las personas sedentarias tienen mayor probabilidad de padecer el problema.

Que algunos fármacos favorecen el estreñimiento.

Lo que debe hacer

• Evacuar cuando se empiece a **sentir la necesidad de hacerlo.** No dejarlo para más tarde.

• Intentar que la defecación se produzca a **horas fijas.** Es mejor por la mañana.

• Hacer un **desayuno fuerte y completo** con alimentos sólidos. Favorece la motilidad del colon y como resultado una mejor evacuación.

• Tomar gran cantidad de **frutas y verduras.**

• **Beber líquidos suficientes:** ni mucho, ni demasiado poco.

• Hacer **ejercicio.**

• Si el problema surge pedir **consejo al médico** o al farmacéutico para buscar una solución que estimule la defecación sin problemas.

• **No obsesionarse.** No hay una frecuencia determinada para «ir al baño».

• **No automedicarse.**

• **No abusar de los laxantes.** Pueden resolver momentáneamente el síntoma, pero no el problema.

Cuándo acudir al médico

• Cuando en el plazo de una semana no se ha recuperado la normalidad a pesar de haber tomado las medidas oportunas.

• Cada vez que se produzca un cambio prolongado del ritmo intestinal, sin motivo que lo justifique.

• Cuando se advierta la presencia de sangre en las heces.

• Si se sufre dolor abdominal agudo, vómitos o náuseas.

ESTRÍAS

Las estrías (muy frecuentes en embarazadas o debido al aumento o la disminución del peso) son unas zonas de un tono rojo-violáceo que se producen normalmente en el embarazo y que pueden llegar a adquirir una dimensión por encima de los cinco milímetros de anchura. Por lo general se presentan en las zonas más adelgazadas de la piel. Incluso pueden advertirse al tacto simplemente con poner la mano encima, sobre todo en los muslos, el pecho y el abdomen.

Entre las causas, se apunta a la deficiencia de glucocorticoides, que son un grupo de substancias hormonales que se segregan a partir del sexto mes de embarazo. Su influencia sobre las proteínas de la piel puede provocar una destrucción que se manifiesta precisamente mediante las rupturas que las estrías representan.

Sin embargo, otros especialistas hacen hincapié en razones de tipo mecánico: las estrías se deberían a la distensión de la piel.

Hay quien se inclina a creer que surgen tras un embarazo en el que no se ha tenido el cuidado suficiente, ni antes, ni después, o porque ha habido un aumento de peso súbito o una pérdida del mismo demasiado veloz. En cualquier caso, los cambios alternativos de volumen corporal y muy rápidos producen esa «ruptura de la piel». Lo que se rompen son elementos microscópicos de la piel, que le dan flexibilidad y que tienen forma como de tiras o bandas de goma. Es algo parecido a cuando se rompen los elásticos de los calcetines o de las medias: quedan flojos y sueltos.

Lo que debe hacer

• No es fácil evitarlas. Se ha demostrado que en personas con dieta donde priman los hidratos de carbono y se come en exceso, las estrías aparecen con mayor frecuencia. Recuerde: las embarazadas no deben comer por dos, sino para dos.

• Una vez que las estrías adquieren ese tono anacarado, después del embarazo, se van acortando, van reduciendo su longitud y su anchura; pero por lo general no llegan a desaparecer completamente. A veces llegan a ser imperceptibles.

• El consejo que se impone es que consulte al dermatólogo.

EVENTRACIÓN

La eventración es una especie de hernia que puede definirse como una complicación postoperatoria por fallo de la pared intestinal. Se hace un orificio y como el intestino está bajo presión, intenta su salida. Sale y arrastra la pared que tapiza el abdomen, que se llama peritoneo, para acabar formando el saco de eventración, que es como un segundo abdomen.

Ese intestino que se sale de su sitio es posible que vuelva a su domicilio real cuando el paciente se tumba. Incluso se ayuda él mismo a que el intestino vuelva a su lugar. Se trata, entonces, de una eventración reductible (no es aconsejable eso de manipularse el intestino para devolverlo a su lugar. Pueden producirse lesiones). Pero al ponerse en pie, la eventración vuelve a aparecer porque está constituido el saco y tiene más sitio. Otras veces no es posible la reducción.

Los pacientes con eventración tienen sus vísceras dilatadas lo que da lugar a un mayor contenido de aire, lo que produce una serie de alteraciones. Además, la eventración hace que se pierda presión abdominal, lo que se va a reflejar en una serie de problemas entre los que se pueden destacar las dificultades respiratorias.

Las eventraciones son más frecuentes en mujeres de cierta edad, porque por los embarazos o por su sistema de vida, tienen menos fuerte la pared abdominal.

La obesidad es un factor de riesgo ya que la presión dentro del abdomen es mayor.

Los fumadores plantean un problema a la hora de operarse: al salir de una anestesia sufren seriamente por la tos. Cada tos ejerce una tensión equivalente a cuarenta kilos. Y esa presión puede provocar una eventración.

Lo que debe hacer

- **La solución es quirúrgica.** Una eventración debe operarse. Si se lleva mucho tiempo con este problema, acostumbradas las vísceras a un espacio mayor, no se conformarán con el que tienen reservado y forzarán al diafragma, por lo que esas personas van a sufrir **alteraciones respiratorias.**
- Es decir, debe ser consciente de que **el problema no es solo estético.**

FIBROMIALGIA

Se calcula que alrededor de un millón de españoles –el 85%, mujeres– padecen esta entidad difusa que se caracteriza por un dolor continuado y general, con un cansancio permanente, con insomnio, y una dificultad notable para concentrarse, para memorizar, para leer o para escribir.

El problema más serio, además, es que como no hay una causa física que produzca esta sintomatología, quien la sufre no tiene un diagnóstico real hasta mucho tiempo después y tras haber pasado por el médico general, el reumatólogo, el neurólogo o el psiquiatra. Se sostiene que el diagnóstico llega siete años después de los primeros síntomas.

Actualmente, ya se identifica como una «disfunción del sistema nervioso central» que afecta al 3% de la población.

Todos sus síntomas están presididos por el dolor generalizado y crónico, que se suele acompañar de fatiga y que no desaparece aunque se descanse. Surgen alteraciones en el sueño, ansiedad, hormigueo de extremidades y una cierta depresión. Y lo más llamativo y desesperante es que no es objetivable, es decir, no hay datos en análisis o en pruebas diagnósticas que definan, identifiquen o justifiquen esa cantidad de síntomas. Y por si fuera poco, tampoco hay un tratamiento que resuelva la enfermedad; solamente se pueden paliar en parte esos trastornos.

Según algunos especialistas hay una predisposición genética y la fibromialgia permanece silenciosa hasta que una enfermedad o una crisis de algún tipo la despierta. En este sentido, conviene recordar que también a la fatiga crónica se le buscan virus latentes, como el resto de una infección superada que deja ese rastro tan doloroso como invalidante. Hay teorías que hablan de los virus que nos atacan en la infancia y que permanecen de forma latente hasta que resurgen. Parece que nosotros para aniquilar esos virus segregamos unas sustancias de lucha: las citoquinas. En esa pelea anónima y callada, que se realiza en la intimidad del organismo, estaría la base del problema.

Lo que debe hacer

• El tratamiento farmacológico que se suele prescribir es para atajar los síntomas: **analgésicos y quizá antidepresivos, ejercicio físico**

moderado y solicitar ayuda psicológica.

Recordemos el resumen del decálogo de la Sociedad Española de Reumatología:

1. Aprenda a **convivir con su dolor.** Casi nunca es posible que el dolor desaparezca totalmente. Hay que asumirlo y reconocerlo.

2. Controle sus emociones. Especialmente las negativas de depresión, frustración, sensación de fracaso.

3. Controle su estrés.

4. Evite la fatiga. Ponga **periodos de descanso** entre los de actividad.

5. Haga ejercicio. Disminuye el dolor, favorece el sueño, mejora la sensación de fatiga y disminuye la ansiedad y la depresión. Comience de manera suave y vaya aumentando su tiempo hasta los treinta minutos tres días a la semana como mínimo. **Andar es el más recomendable**.

6. Relaciónese con los demás. La comunicación es especialmente importante. Puede decir a los demás qué le pasa y que no puede hacer lo que antes hacía. **Pida ayuda si la necesita y no rechace la compañía de otros.**

7. Proteja su salud. El dolor o la depresión pueden hacer que abandonemos prácticas saludables que son importantes. Por ejemplo, el tabaco y el café harán más difícil el control del dolor. **Vigile su peso.**

8. Use con **precaución los medicamentos.** La medicación mejora los síntomas. Pero tenga en cuenta que analgésicos y antiinflamatorios que son eficaces en el dolor agudo, no son tan útiles en el dolor crónico. **No se automedique.**

9. Use con precaución las medicinas alternativas. Antes de comenzar cualquier tratamiento de este tipo, consulte con su médico.

10. Sea constante. La paciencia es importante. No lo eche todo a perder porque tenga un «día malo».

FIEBRE

La fiebre es, con el dolor, el síntoma más general de cualquier afección. Por un lado, sirve de aviso de que algo no va bien, y por otro, es el sistema del que dispone el organismo para aumentar las defensas. Por eso hay que insistir en que la fiebre es un síntoma que no hay que bajar a toda costa. Hay que dar al cuerpo cierto tiempo para que organice su lucha contra la infección.

Si el niño está bien, aunque tenga fiebre, no hay por qué medicarle. Los pediatras han llamado muchas veces la atención sobre el abuso de los fármacos para bajar esa fiebre. Debe tener en cuenta también que los antitérmicos constituyen un tipo de fármacos que no necesitan un cumplimiento horario nocturno como otros. Y concretamente aluden a que, así como hay que despertarle si toma un tratamiento antibiótico para que tome su dosis (y así mantener el nivel adecuado en sangre), no hay por qué hacerlo para bajarle la fiebre si el niño está tranquilo.

El proceso febril es muy útil al organismo para luchar contra virus y bacterias y para aumentar el sistema inmunológico.

Tanto es así que antes del descubrimiento de los antivirales (que adquirieron un gran protagonismo a raíz de la aparición del SIDA), uno de los mecanismos que se utilizaban para aniquilar los virus era provocar una fiebre alta. Concretamente, se llegaban a poner inyecciones intramusculares de leche hervida para provocar en el enfermo una reacción febril que reactivara su sistema inmunitario.

Normalmente, se suelen ajustar las dosis a la edad del niño. aunque los pediatras señalan que es mejor adecuarlas al peso.

Recomiendan 10-15 miligramos por kilo de peso en el caso de paracetamol y 10 miligramos/kilo si le damos ibuprofeno. Señalan que la dosis máxima diaria deben ser 90 miligramos por kilo de peso si es paracetamol; y si se trata de ibuprofeno, 40 miligramos (también por kilo de peso).

Ninguno de los dos fármacos debe darse antes de los tres meses de edad. Y el ibuprofeno solo debe proporcionarse a partir de los seis meses.

La fiebre es solo un aviso. Al médico le corresponde valorarlo y reconocer a qué se debe.

No hay ninguna relación entre la cantidad de fiebre y la gravedad de la afección.

Debe recordar que los niños tienen una respuesta más exagerada ante un proceso infeccioso porque tienen todavía poco maduro su termostato. Un niño pequeño puede tener una fiebre cercana a los cuarenta grados por una infección leve en la garganta. El caso inverso lo presentan los ancianos porque su sistema de respuesta es más lento, está menos activo. Por eso no suelen tener fiebre alta.

La fiebre varía a lo largo del día. A última hora de la tarde, hacia las ocho, es cuando la temperatura es más alta. Por el contrario, durante la madrugada, hacia las cuatro o cinco de la mañana, es cuando la temperatura es menor.

La subida de temperatura produce aceleración del pulso, temblor, sudor e incluso dolor de cabeza. Lo normal es que el enfermo esté somnoliento. Aunque es verdad que a veces, y especialmente si se trata de niños, la fiebre les da una excitación especial, una vivacidad distinta.

Los especialistas hablan de febrícula cuando no se sobrepasan los 38 grados y medio. A partir de ahí y hasta los treinta y nueve y medio se puede hablar de fiebre. Si se superan los cuarenta puede ser ya una urgencia médica.

Lo que debe hacer

• Si la fiebre sobrepasa los treinta y ocho grados **evite la vieja costumbre de abrigar al niño.** Cúbralo por ejemplo con una sábana, pero no le deje destapado porque el niño se siente entonces desprotegido. **No le dé antitérmicos por su cuenta.**

• Si la fiebre es muy alta **pregunte al pediatra** qué debe hacer.

• Suele bajar si con un algodón **con alcohol le frota el interior de los muslos y de los brazos.**

• También ayuda a bajar la fiebre **bañar al niño en agua templada,** pero teniendo en cuenta que no debe haber una diferencia mayor de **dos grados entre la temperatura del agua y la fiebre.** Si tiene treinta y ocho, el agua debe estar a treinta y seis. Si no, sentirá mucho frío.

• El niño no debe soportar corrientes de aire, pero debe **ventilar la habitación** varias veces al día.

• En cuanto empiece la fiebre dele **líquidos azucarados.** Es mejor que beba poca cantidad, pero con frecuencia.

• Y recurra a las que hemos dado.

FLEBITIS

Acudimos al término más general, aunque también se habla de tromboflebitis o enfermedad tromboembólica.

Es la inflamación de una vena provocada por un trombo más o menos obstructivo.

Por una serie de circunstancias, distintos elementos de la sangre se van depositando en las zonas que tienen un pequeño soporte, como son las válvulas de las venas. Allí se van acumulando hasta que se produce la obstrucción. Ello lleva consigo una inflamación de las paredes exteriores de la vena, produciéndose la flebitis o tromboflebitis. Suele producirse en las extremidades, fundamentalmente en las inferiores.

Aunque cuando se obstruye el organismo busca otros caminos de riego, el problema grave es que ese trombo, aún pequeño, puede desprenderse y empezar a vagar por el aparato circulatorio, hasta que llega a un punto que lo detenga. Ese filtro puede ser el tejido esponjoso del pulmón. Una vez allí quizá no pase nada, pero si se queda obstruyendo un vaso importante, surge la embolia y posiblemente, la muerte.

Es verdad que el trombo puede desaparecer por tratamiento médico o por las propias sustancias anticoagulantes de la sangre. Desaparece el peligro grave pero las válvulas de las venas quedarán prácticamente destruidas, con los efectos posibles posteriores de inflamación o de varices. Al destruirse las válvulas, toda la columna de sangre va a ejercer presión sobre la parte baja, produciendo esas inflamaciones o esas varices, y complicaciones subsiguientes a la desaparición de la flebitis. Son los dos problemas serios: el riesgo de embolia o las secuelas de varices después de haber eliminado la flebitis.

Las flebitis en las venas profundas son las que pueden resultar peligrosas porque ese trombo puede desprenderse. Además, si hay inflamación, resulta dolorosa.

Lo que debe hacer

Los expertos hablan de tres tipos de causas: la primera es el enlentecimiento de la circulación sanguínea provocado por el sedentarismo. Las profesiones de largo tiempo sin moverse son las candidatas a la flebitis. No podemos olvidar que además de la bomba cardiaca, la sangre cuenta para circular, con el estímulo de todos los músculos del cuerpo. Y que la circulación por las piernas y de retorno, tiene mucho que agradecer a cualquier ejercicio. Por eso, cada cierto tiempo, quien trabaje sentado, debería darse un paseo o subir tres o cuatro escaleras. Y a ser posible, cada día hacer algún ejercicio de movimiento de piernas.

Un adelgazamiento drástico o una deshidratación hace la sangre más viscosa y eso puede ser otra de las causas de flebitis.

Entre los factores de riesgo, hay que contar con el embarazo, en el que se dan por lo menos dos de los factores que favorecen la flebitis: la circulación se hace más lenta (el cambio del punto de gravedad y toda la transformación hace que la sangre circule peor que en circunstancias normales) y no suele hacerse el ejercicio físico necesario.

Hay otros dos factores de riesgo: La obesidad y el reposo.

FRACTURAS

Lo primero que debemos tener en cuenta es que un hueso no es esa pieza aislada que conocemos sino un tejido vivo. El hueso, para darnos una idea, es como una esponja que dispone de una corteza muy dura, una especie de esponja recubierta de fosfato cálcico.

Tenemos tres tipos de hueso: los largos, que forman principalmente los miembros y que resultan, aunque pueda parecer lo contrario, bastante flexibles y con buena resistencia. Los planos, que son como tejas y son, por ejemplo, los que forman el cráneo o las caderas o los que forman esa especie de jaula torácica. Son huesos muy resistentes a cargas, pero muy sensibles a los traumatismos directos. Los hemos comparado a una teja precisamente por eso. Sobre una teja podemos poner muchos kilos, que no se rompe. Sin embargo, un pequeño golpe sí la quiebra. Y, por último, los cortos, que son como pequeñas bolas, regulares y resistentes en todas las direcciones. Son los que forman los más complicados juegos articulares. Hacen como un rodamiento: en la muñeca, en los pies, en los tobillos...

Y claro, todos se pueden romper. Y según como se rompan, así se clasifican las fracturas.

Si es por la causa, puede ser por empotramiento o por estallido; si es por cómo queda el hueso, puede ser transversal u oblicua; si el hueso queda en la misma dirección es sin desviación, pero si pierde su dirección una de las partes, es con desviación. Además, puede ser múltiple, es decir, con muchos fragmentos. Y quizá la clasificación más conocida sea una fractura abierta o cerrada.

Es cerrada si la fractura es totalmente interna. Y abierta, si alguno de los extremos del hueso sale al exterior o hace herida exterior. Eso es importante: venas y arterias van habitualmente pegadas a los huesos, de manera que el borde de una fractura pueda dañar o desgarrar algunos vasos.

¿Y cómo sabemos si ha habido fractura?

Hay una regla de oro: debe sospecharse que hay fractura siempre que el golpe haya sido de la intensidad suficiente como para producirla.

El fracturado tiene dolor intenso en la zona de fractura, dolor que aumenta cuando se le toca. Además, adoptará una postura que evite el movimiento. Y la propia fractura va a impedir la función de la articulación.

Lo que debe hacer

- **Inmovilizar el hueso** y acudir a un centro sanitario.
- Los médicos, ante una fractura, siempre preguntan cómo se produjo, con qué fuerza, si fue de caída, desde qué altura. Si es por golpe, querrán saber qué postura tenía al recibirlo. Porque de todos esos datos van a sacar las conclusiones precisas. Y hay que recordar que **las fracturas las repara el tiempo.**
- El traumatólogo las reduce, lo que consiste en situar los extremos del hueso que se ha roto en la posición que tenían cuando estaba entero, de manera que cuando se consolide, quede sin deformidades. Reducir es, en definitiva, **disponer el hueso en la forma correcta** para que el tiempo lo suelde.

• Y después llegará la inmovilización para conseguir que la reducción sea estable en el tiempo. Por eso se escayola, para que la lesión se mantenga en reposo. Se consigue con vendaje, tablilla o yeso. Es verdad que también se inmoviliza con clavos, tornillos o placas. Pero lo más común es la escayola, sobre todo si es una fractura que podemos considerar normal. El tiempo de inmovilización depende del hueso afectado. Porque **cada hueso tiene un riego distinto y consecuentemente una distinta capacidad de regeneración.** También es importante la edad. Porque a más edad, más difícil y más lenta es la soldadura ósea. La cabeza del fémur, por ejemplo, es una zona muy poco regada. De esa manera, la soldadura es más compleja. Esa es la razón por la que una fractura en esa zona casi siempre requiere cirugía y prótesis.

El picor bajo la escayola

La superficie que está bajo el yeso sufre picor, mucha gente y especialmente los más jóvenes, suelen meterse objetos de todo tipo para rascarse. Desde tenedores o cuchillas hasta agujas de tejer. El problema que plantea es que la fruición con que nos rascamos puede originar una pequeña herida que está oculta y que, además, **al estar cubierta con la escayola, se puede infectar fácilmente. Al no estar a la vista, la infección puede progresar y ese es el riesgo.** Mucho cuidado, pues.

En los primeros momentos del enyesado es aconsejable tirar de la piel, para desprender el vello y así evitar la tirantez. Si es un brazo el que está escayolado, conviene tener la mano más alta que el codo, y mover los dedos con frecuencia.

GASES

Al tragar con la comida más aire del debido, se amplía la cámara de gas del estómago. Es cuando aparecen trastornos y molestias que están presididas por una opresión especial. Suelen surgir entonces temores por que tiene una localización difusa y se notan más en el tórax que en el abdomen. Casi siempre se piensa en algo cardiaco.

Lo normal es que todos tengamos en nuestro aparato digestivo una cierta cantidad de aire para equilibrar la presión dentro del abdomen. En los niños, como tragan más aire por el biberón, aparece esa incomodidad que tan bien conocen las madres. «Echar el aire» se convierte durante una temporada en una especie de rito. Si no lo expulsa, el niño encogerá las piernas, lloriqueará, estará nervioso e incómodo. Y basta que expulse ese aire, que normalmente va acompañado de un poco de leche, para que el niño se quede tranquilo y plácidamente dormido.

En un momento determinado, porque hay una excesiva ingestión de aire, esa presión dentro del abdomen aumenta. Imaginemos que esa cámara de aire que tenemos es como un globo. Si se hincha de más, es lógico que presione las paredes laterales y, por tanto, todos los órganos adyacentes van a notar ese aumento de presión.

El primer síntoma además va a ser en el tórax y va a llegar algo que asusta: una ligera presión en el pecho que vamos a traducir con un nombre usual: presión precordial. Incomodidad y, sobre todo, miedo; porque suele pensarse siempre en lo peor ante eso que no es dolor sino algo mucho más difuso, que oprime, como si no hubiera espacio suficiente para hacer una inspiración profunda.

En la mayoría de los casos se trata de la mala costumbre al beber o al comer de tragar aire.

Otras veces puede surgir por alteraciones físicas que facilitan esa deglución de aire, y entre ellas se citan el síndrome del colon irritable y la hernia hiatal.

Sea cual sea la causa, quien la padece se siente inflado, con sensación de flatulencia, con ganas de eructar y digestión pesada.

Uno de los problemas es que masticamos poco. Si masticáramos más, primero se reduciría el hambre y la ansiedad; y en segundo lugar, además de menos gases, facilitaríamos al aparato digestivo su trabajo más duro.

La aerofagia está causada porque se pierde la sincronía entre la respiración y la deglución.

Los animales inferiores no tienen ese problema porque respirar y deglutir son dos funciones que marchan de forma paralela. Pero en los superiores puede haber una disociación y el aire de la respiración puede pasar al aparato digestivo, puede ser tragado por otra vía. Y normalmente produce ruidos. Es verdad que nuestro tubo digestivo suena siempre, pero no lo oímos. Si pusiéramos un fonendoscopio en el abdomen oiríamos la turbulencia de los alimentos atravesando el intestino. Pero hay veces –porque hay gases– que suenan y se oye con bastante escándalo. Son lo que se llaman borborigmos.

Ocho litros de aire

Diariamente entran en nuestro aparato digestivo entre siete y diez litros de aire. Ocho, por término medio. La mayor parte es nitrógeno (70%), oxígeno (10%) y anhídrido carbónico (8%). Proviene casi todo de la deglución durante la comida. Otro porcentaje puede deberse a la fermentación de lo que comemos. Hay una serie de alimentos que por su especial composición cuando se ven atacados en la digestión desprenden gases. Legumbres y algunas verduras, por ejemplo.

GASTROENTERITIS

Un trastorno intestinal frecuente tanto en verano como en otoño. ¿Será algo vírico? te dicen, pero lo achacamos siempre al agua, a salsas, a alimentos en mal estado o a infecciones de otro tipo.

Los síntomas dependen del origen de la infección, y sobre todo, de su intensidad y de la susceptibilidad personal. Las náuseas, la diarrea y los retortijones son los más frecuentes, aunque no es rara la aparición de fiebre y cansancio.

Atención a los niños. Los adultos pasamos este proceso con mayor o menor incomodidad, pero no se trata de nada serio. Sin embargo, si se produce en niños pequeños, como la diarrea puede ser abundante, hay una notable pérdida de líquidos que puede causar una deshidratación grave. No olvide que en niños muy pequeños una diarrea puede ser una urgencia hospitalaria.

Los culpables más habituales son las salsas. Puede ser peligrosa la mayonesa o elaboraciones a base de huevo si ha permanecido un tiempo excesivo sin protección del frío. También algunos mariscos crudos pueden producirla. En general, puede decirse que en la mayoría de los casos, estos brotes provienen de la ingestión de agua o alimentos contaminados. No se puede excluir el contagio persona a persona, aunque es difícil. Y son muchas las bacterias que pueden verse implicadas. La más común es la salmonella y algunos virus.

G

Lo que debe hacer

• Si aparece diarrea, la medida que debe tomarse es la **ingestión de líquidos en pequeños sorbos.**

Si además vomita todo lo que ingiere (con lo que la deshidratación se complica) deberán **administrarse líquidos por vía intravenosa.**

• Recuerde que en los niños la deshidratación es más rápida por lo que los líquidos que se le proporcionen deben contener las sales y azúcares que repongan el equilibrio. Cualquiera de los preparados de rehidratación oral que hay en la farmacia puede ser útil. Se le puede dar, si lo admite, leche vegetal.

Tenga en cuenta

• Lo primero que debe hacer en caso de diarrea de su hijo es **suprimir de su dieta la leche y todos sus derivados** (quesitos, yogures, etc.) También debe eliminar todo aquello que pueda tener un efecto laxante, como pueden ser los zumos de frutas o los purés de verdura. **No se les debe dar ni aguas carbonatadas, ni té, ni bebidas isotónicas.** En cuanto deje de vomitar, se le puede dar arroz blanco, pan tostado o compota de manzana. **No le dé ni frutas ni verduras.** Si en veinticuatro horas no se le corta la diarrea deberá acudir al médico en busca de la medicación oportuna. **No utilice antibióticos.**

• Debe darle, por ejemplo, zanahoria en puré. Puede darle también agua de arroz. O un caldo de verduras —pero solo el caldo—. Si el niño tiene hambre puede darle algo más consistente a base de puré de manzana o pera; o simplemente, tome un plátano maduro y aplástelo con un tenedor. Y dele muchas veces, pero poca cantidad, caldo de verdura, zumo de zanahoria, agua de arroz. Lo que el elija de entre todo ello.

• Y recuerde que para ancianos y bebés, la diarrea es una urgencia. *(VER DIARREAS).*

GINGIVITIS

Es la inflamación de las encías. Tras las caries, el proceso que más preocupa en torno a una boca sana es aquel que afecta al soporte del diente, es decir, a las estructuras en las que el diente se asienta. Se llama también enfermedad periodontal.

No aparece de repente, sino que es el final de un proceso muy largo. Cuando está en este estadio final suele hablarse de piorrea. Y el origen hay que buscarlo en la misma placa bacteriana que origina las caries. Son las bacterias de la placa las que actúan sobre el tejido que soporta el diente.

El diente se fija con la raíz, como un arbolito al suelo. La placa afecta al tejido que lo soporta. Si la acción de las bacterias es pequeña, se contrarresta con los mecanismos de defensa del organismo y con la higiene. Se suele establecer entonces un equilibrio entre las agresiones que recibe y los cuidados que se le prestan. Pero ese equilibrio se puede romper. Puede haber un aumento de agresión, porque hay poca higiene para tanta placa bacteriana; o simplemente, porque el individuo tiene menos defensas, ocupadas quizá en contrarrestar algún otro germen.

Con el tiempo, la pieza dental no tiene tanto soporte y aparece un poco de holgura. Y ahí va a comenzar el depósito de restos de comida, de nuevas bacterias, de más agentes agresivos. Esa holgura entre el diente y su soporte se hace cada vez mayor. Hasta que la pieza dental se cae.

La enfermedad periodontal es la causa del 50% de las pérdidas dentales totales después de los quince años.

Puede decirse que a los treinta y cinco años se entra en la fase inicial de la enfermedad y que veinte años después, el proceso llega a su punto culminante. Pero se puede prevenir desde la infancia simplemente recordando una regla de oro: las encías sanas no sangran.

No crea que el cepillo es demasiado duro o que el cepillado es poco frecuente. Si sangra, visite al odontólogo. Porque si no, la enfermedad seguirá su curso hasta que la falta de sujeción provoque la caída. Solo un dato: se calcula que el 95% de la población adulta padece en mayor o menor grado esta enfermedad.

GOLPE EN UNA UÑA

Es muy frecuente por cualquier golpe en una uña de la mano o de los pies, que sangre y aparezca después ennegrecida. La sangre acumulada bajo la uña ejerce una presión grande y el dolor pulsátil en la zona es notable.

La solución es muy sencilla. Y aunque en principio puede parecer dolorosa, no causa la más mínima molestia.

Puede calentar una aguja o un clip estirado. Cuando esté al rojo —y de paso, desinfectado— taladre despacito la uña. no duele absolutamente nada (se lo digo por experiencia). El calor del metal hace un mínimo orificio que permite la salida de la sangre acumulada y el alivio es inmediato.

La uña, evidentemente seguirá su curso de caída, pero ya sin dolor. Parece una maniobra complicada, pero insistimos en que es muy fácil y nada dolorosa.

GRIPE

El problema serio de la gripe es que la causa un virus que muta, que cambia, y cuando aparece una nueva cepa puede causar auténticas epidemias. Por eso la OMS señala cuál debe ser la vacuna de cada año.

El contagio se produce por las partículas minúsculas de saliva, el tosido y la respiración.

El momento de mayor contagio es cuando se está incubando el virus, es decir, cuando todavía el enfermo tiene dudas de si es gripe o no, y solo tiene como síntoma una sensación de cansancio y catarro. Es ahí —entre uno y tres días— cuando más se propaga.

Hay tres tipos de síntomas: respiratorios, neurológicos e infecciosos. Al inflamarse la mucosa los síntomas podrían parecer un catarro muy fuerte. También hay dolor de cabeza que puede ser pulsátil, como el de la jaqueca. La pulsación puede notarse incluso en los ojos. Dolores musculares, con tortícolis y un ligero lumbago. Los síntomas específicamente infecciosos son la fiebre, cierta taquicardia y una pérdida notable de apetito.

No hay mejor prevención que la vacuna que tiene una eficacia de hasta el 80 por 100 de las personas vacunadas. La inmunidad se adquiere de ocho a diez días después de la vacunación y dura aproximadamente doce meses.

- Deben vacunarse los mayores de sesenta y cinco años.
- Adultos y niños portadores de enfermedades crónicas (especialmente respiratorias y cardiacas).
- Pacientes con bajas defensas ya sea por enfermedad o por tratamiento (corticoides, quimioterapia, inmunosupresores).
- Personas que trabajan o viven en centros o residencias donde se atiende a enfermos crónicos.
- Grupos de población que viven en régimen de comunidad (internados, colegios mayores, cuarteles...).
- Todas aquellas personas que por su circunstancia puedan transmitir el virus a pacientes de alto riesgo.
- No es aconsejable vacunar a menores de seis años y a mujeres embarazadas en el primer trimestre de gestación.

Tendemos a considerar la gripe como una enfermedad benigna y, sin embargo, debe saberse que todos los años son varios los miles de personas que fallecen por causa directa de las complicaciones que origina. Entre los grupos de riesgo, las complicaciones pueden ser graves.

Lo que debe hacer

G

Para evitar la transmisión del virus:

- **Taparse la boca al toser o al estornudar,** preferentemente con pañuelos desechables (que no se deben reutilizar).
- **Lavarse las manos con frecuencia** (también entre los dedos). Y o bien secarlas al aire o utilizar una toallita de un solo uso.
- Evitar el **contacto cercano** (besos y abrazos) con quien esté enfermo.
- **No compartir vasos ni cubiertos** porque pueden mantener virus.
- Evitar en esta época locales cerrados con **aglomeraciones.**

Si llega

- En personas mayores, si hay fiebre alta durante más de cuarenta y ocho horas que se resiste al tratamiento o hay una postración excesiva, acudir a un centro sanitario.
- En todos los demás casos, el tratamiento debe ser, primero aislamiento y después, reposo, hidratación y analgésicos si hay dolor.
- Y ser conscientes de que el contagio es muy fácil, así que debemos procurar no difundir el virus. Apelar a la responsabilidad de cada uno.

Cuándo debe ir al médico

Diario Médico publicaba los signos de alarma que debemos tener en cuenta para acudir el medico:

- Pérdida de conciencia.
- Dolor agudo en los oídos.
- Convulsiones.

- Pérdida de sensibilidad en los miembros.
- Dolor en el pecho.
- Expectoración de color amarillento o gris.
- Aparición de fiebre elevada y repentina.

HALITOSIS (mal aliento)

La padece alrededor del 20% de la población. Es un problema serio que impide en muchos casos una relación social normal y satisfactoria. Quien la padece puede sentirse rechazado porque hay una tendencia a creer que siempre que se padece ese mal olor de boca es por falta de higiene. Y no siempre es así. La causa de ese olor desagradable puede estar lejos. Y hay quien señala que puede tener ochenta causas distintas. En todo caso, la boca es el conducto de salida del aire respirado y de las vías digestivas.

Puede provenir, por ejemplo, del pulmón y especialmente si se padece alguna enfermedad séptica o de la faringe. O puede encontrarse el origen en la boca, en el propio estómago, en el intestino o en el hígado.

Sin duda una de las causas más frecuentes de la halitosis radica no en una higiene deficiente, sino en una boca en mal estado.

El porqué es, dentro de lo que cabe, sencillo. Cualquier sustancia orgánica, al descomponerse, huele. Una boca que no está en perfectas condiciones es posible que acumule en algún rincón restos de alimentos que, al fermentar, desprenden olor. También puede ocurrir que una funda quede mal encajada y al no estar bien montada, por los resquicios se cuele algún elemento orgánico que acaba descomponiéndose y produciendo lógicamente el olor desagradable.

Si se padece algún problema pulmonar, esa afección dejará su rastro en el olor.

Un informe publicado por el Instituto del Aliento confirmó que alrededor del 60% de las causas que provocan halitosis tienen su origen en la boca.

En las infecciones causadas por gérmenes anaeróbicos, es decir, aquellos que no pueden vivir en contacto con el aire, se produce también un olor desagradable.

En otros casos pueden producirse dentro del organismo reacciones químicas que desprenden sustancias aromáticas, como es el caso de la urea. Y por último, no podemos olvidar que el aliento y la mucosa bucal es el medio de eliminación de sustancias que el organismo tiene.

Hay quien apoya la idea de que la halitosis siempre es digestiva. Y de ahí que se produzca más en quienes comen carne y, sobre todo, que se manifieste, por ejemplo, en ayunas.

Hay una halitosis llamada «de ayuno» que se muestra al levantarse. No es muy pronunciada, pero la boca tiene un olor especial y característico. Y es que durante el día, la deglución de la saliva y la secreción van haciendo un lavado permanente de la boca, lavado que se paraliza durante la noche. Por eso las mañanas tienen ese especial sabor. Un buen cepillado y lavado es suficiente para eliminarlo.

Los bacteriólogos opinan que siempre se debe a que hay un cambio en la flora de la boca. Sin embargo, hay una cosa curiosa. Los niños pequeños no tienen una exquisita higiene en su dentadura. Comen y mastican. Y salvo excepciones extrañas ninguno tiene halitosis.

Lo que debe hacer

• Lo primero es **buscar la causa.** Porque si la halitosis es reflejo de un mal de hígado, de estómago o de pulmón debe atajarse ese mal. **Eliminada la causa, desaparecerá el efecto.**

• Si se trata de halitosis de origen desconocido los consejos son: **higiene extremada, revisión bucal y enjuagues.** Y suelen ser muy efectivas unas pastillas de clorofila (muy baratas) disponibles en farmacias.

• No olvide al cepillar los dientes **cepillar también la lengua.**

• En el Instituto del Aliento sostienen que siempre que se observa mal aliento en alguien debe decírselo, porque puede tener solución, aunque resulte un poco violento.

HEMORRAGIA

Una hemorragia puede ser grave si se rompe un vaso importante y hay pérdida brusca y abundante de sangre. Perder una tercera parte de la sangre es ya muy comprometido y esa pérdida debe tratarse siempre a base de transfusiones. Porque lo único que puede reemplazar la sangre perdida es la sangre donada. Por eso hay que tomar conciencia de la importancia de la donación. Casi todos podemos dar parte de nuestra sangre que recuperamos en unos treinta minutos.

Si perdemos sangre, es evidente que el caudal que circula por nuestros vasos será menor, y habrá una bajada de tensión que depende del volumen perdido. Si esa pérdida es abundante y brusca, puede producirse un shock, un desmayo.

Pero si hay una leve hemorragia interna, por ejemplo, se va a traducir en un cansancio permanente, en una apatía, en una desgana. ***(VER ANEMIA).***

La más frecuente es la nasal llamada epistaxis. ***(VER SANGRAR POR LA NARIZ).***

Recuerde que hay hemorragias que no se ven. Una fractura de fémur, por ejemplo, puede desplazar de la circulación más de un litro de sangre. Una contusión grave puede originar una pérdida interna seria. Los síntomas que pueden llamar la atención son palidez, frío y sed.

Lo que debe hacer

Si la hemorragia es grande debe acudirse a un **centro sanitario.**

Y mientras llega el socorro, aplicar **la regla de las tres AES:**

- **Apretar** para detener la salida de la sangre y ayudar a la coagulación.
- **Acostar** al herido. Imaginemos que el ser humano es como una botella cargada de sangre. Y que el tapón, es por su situación, el punto más importante que debe tener siempre riego: el cerebro. Si se abre un orificio en la botella, por la propia presión de la sangre, la zona que primero se va a quedar sin riego es la más alta, que es la que más la necesita. Por eso siempre se debe acostar al herido, pero no del lado de la hemorragia, claro, sino del lado contrario.
- **Avisar** a un centro sanitario o a quien pueda disponer de un transporte urgente.
- **Y hay una A que podríamos añadir,** aunque en esta ocasión, es negativa. **No asustarse ni asustar al herido.** La sangre siempre

impresiona, pero hay que sobreponerse. Piense que la sangre que se ve por un corte, por ejemplo, parece siempre más abundante que lo que en realidad es.

• Si la hemorragia es grande y está situada en un brazo, por ejemplo, levántele el brazo. **Y haga presión en la zona.** Si no consigue detener la salida de la sangre localice la arteria braquial y oprímala contra el hueso (la arteria braquial es la que va por el cuello al lado de la tráquea y se nota muy bien detrás de la clavícula).

• Si la hemorragia se produce **en una mano,** y no se detiene al levantarla, **busque la arteria radial, que va a lo largo del brazo, y oprímala.**

• Si la hemorragia se produce **en una pierna,** el comportamiento debe ser similar. Debe elevar la pierna y **presionar en la zona de salida de la sangre.** Si la hemorragia no se detiene, entonces debe presionar la arteria femoral que se localiza en el pliegue de la ingle.

• Y mientras tanto, no se olvide de una de las aes. Procure que alguien vaya a **avisar a una ambulancia.**

• Es aconsejable siempre hablar con el herido, si se puede. Y decirle que todo va bien. Eso le irá tranquilizando.

El torniquete

Muchos expertos en primeros auxilios lo desaconsejan, aunque es verdad que hay quien lo tiene **como una última solución de urgencia.** Lo aconsejable sería intentar la presión en los puntos señalados. Pero si cree que no hay más remedio que poner el torniquete, entonces debe seguir unas reglas:

• Si piensa ponerlo, porque ve que la circunstancia es grave y no encuentra más solución, entonces no lo dude. Hágalo cuanto antes.

• Para hacerlo **no utilice materiales estrechos,** como una cuerda, un cable, o hilos, porque la presión produciría un corte.

• Es imprescindible anotar, junto al torniquete, la hora en que se ha sido puesto.

• Y una regla que nunca se puede violar: el torniquete podría ponerlo cualquiera, pero solo lo puede quitar el médico.

HEMORROIDES

No suele hablarse de ellas por un mal entendido pudor. Parece absurdo, cuando se trata de algo que padece el 80% de la población.

Tanto el nombre técnico de hemorroide, como el más popular y difundido de almorrana, obedecen al mismo origen. Hemorroide se identifica siempre con flujo de sangre.

Por su formación podría decirse que son auténticas varices a otra altura. Aunque las causas son muy distintas, muchos componentes son iguales. Un obstáculo o su propia estrechez fuerza la dilatación de la vena. Como si no tuviera bastante capacidad, bastante calibre, y entonces se dilatara. Son dilataciones venosas que se producen alrededor del ano.

Es un padecimiento más femenino: hasta el 80% de las mujeres las padecen. Quizá la razón estriba en el clásico y típico estreñimiento femenino. Eso, unido a los embarazos que causarían la opresión en el plexo, nos daría la clave.

Varios factores favorecen la aparición de las hemorroides. Uno es el embarazo. En los últimos meses de gestación se aumenta considerablemente la presión interna sobre esa zona dificultando así la circulación a ese nivel. El parto y el esfuerzo del parto también paga su tributo. Y también estar sentado mucho tiempo en lugares que no transpiran. Un asiento de plástico, por ejemplo. Al no transpirar, se calienta y se produce como consecuencia una vasodilatación. Por eso también hay profesiones más expuestas, como, por ejemplo, el jinete o el ciclista. Esos pequeños traumatismos del jockey y los que puede producir el sillín de la bicicleta pueden provocarlas.

Lo que debe hacer

• Deben vigilarse y no solo ir al médico cuando sangran. Porque **pueden acabar en un trombo hemorroidal** que no es grave pero sí dolorosísimo y relativamente frecuente.

• Lo primero, resolver el problema de estreñimiento. Incluir en la **dieta abundante fibra vegetal;** pan integral, verduras y frutas, como la naranja o la ciruela.

• Desde luego, **en ningún caso se debe ir al baño a pasar el rato.** Se va a cumplir una necesidad y no a leer el periódico.

• Y tanto en hombres como en mujeres es interesante hacer ejercicio, especialmente aquellos que favorecen la circulación de retorno. Y uno de ellos es el clásico de la bicicleta: **tumbados en la cama, se elevan las piernas y se simula el pedaleo del ciclista.**

• Para que no molesten, es fundamental la **higiene y el uso del bidet después de cada evacuación;** eliminar comidas excesivamente condimentadas, especialmente la mostaza, la pimienta, los picantes y los pepinillos.

• Que sangren depende de muchos factores, pero sobre todo, de la fragilidad vascular de cada uno.

• Para las crisis siempre hay un tratamiento correcto. **Y en último extremo, siempre está la cirugía que ha avanzado de forma notable.**

HERIDA

Son, por desgracia, demasiado frecuentes.

Los técnicos ya saben que la herida se puede producir por punción, corte, contusión o desgarro.

Lo que debe hacer

• **Limpiar la herida con agua abundante,** pero a chorro suave, empezando por el centro de la herida y así ir **arrastrando la posible suciedad hacia fuera.**

• Una vez bien lavada puede limpiarse suavemente con una gasa estéril, siguiendo el mismo camino, es decir, **desde el centro hasta los bordes.** Recuerde que en cada pasada debe utilizar una gasa limpia.

• Puede después **aplicar un antiséptico y cubrir la herida con una gasa y esparadrapo.**

• Si por el lugar donde se ha producido, necesita almohadillarla, **nunca ponga un algodón en contacto directo con la herida porque**

se pegará y será después difícil de limpiar por completo. El algodón póngalo siempre después de la gasa.

• Si la herida es grande, **limítese a lavarla y procure un transporte rápido a un centro sanitario.**

HERNIAS

Por decirlo de forma simple, una hernia es la salida de una víscera o de un tejido a través de un orificio anómalo del organismo, debido a una debilidad de la pared muscular. Hay muchos tipos de hernia y no todas se ajustan a esta definición.

Puede decirse que 1 de cada 25 individuos tiene una hernia. En sí, es verdad que puede considerarse un problema sin excesiva importancia; pero es que las consecuencias de un accidente con una hernia pueden ser serias. Y si se piensa que una de las soluciones —y quizá la única— pasa por el quirófano, parece que adquiere mayor trascendencia.

Normalmente asociamos un esfuerzo brusco a la aparición de la hernia y no es del todo cierto. El esfuerzo leve, pero reiterado, puede también ser el origen o el desencadenante. Un acceso de tos, por ejemplo. Todo depende de la pared muscular que contenga la o las vísceras que pueden herniarse.

Es frecuente en los recién nacidos, quizá debido a algún fallo en la pared muscular. Y es tres veces más frecuente en los hombres que en las mujeres.

Las más frecuentes suelen relacionarse con la pared abdominal, ya que tiene una serie de músculos que retienen el paquete intestinal. Y en ella se localizan unos puntos más débiles, a la altura del ombligo, a la del diafragma o en la ingle. En esos puntos, por un esfuerzo, es posible que una víscera o parte de ella se salga de su sitio.

No siempre es por debilidad muscular; en ocasiones es por la unión de dos músculos o dos tipos de músculos. Hay músculos en nuestro cuerpo que son como tiras largas y lisas, como si fuera gomas elásticas. Pues bien, cuando dos músculos se unen —por ejemplo, en la ingle— es relativamente fácil que por esa unión, aprovechando el mínimo hueco que dejan, se escape materialmente una parte del intestino, por ejemplo. De todos modos, debe saberse que muchas hernias son congénitas. Y que hay una curiosa predisposición hereditaria (en esos casos puede suponerse que cuando se va configurando la estructura muscular se produzcan debilidades parecidas).

También puede surgir la hernia no por esfuerzo, sino tras un adelgazamiento rápido.

Una de cada 30 personas va a nacer con una hernia inguinal. Y precisamente porque aparece la hernia, en muchas ocasiones, uno de los testículos queda retenido y hay que intervenir para poner las cosas en su sitio.

Muchas de estas hernias son de nacimiento y otras muchas se producen en la tercera edad.

Cirugía

La hernia tiene el riesgo ya conocido de la posible «estrangulación». Se comprende que si la hernia es la salida de un órgano o tejido por un orificio anormal, si ese orificio se estrecha, puede estrangular el tejido herniado, aprisionándolo e interrumpiendo su circulación, con las consecuencias graves que eso puede acarrear. Por eso, prácticamente, la única solución es la quirúrgica.

Uno de los riesgos que antes existía es que reaparecieran. Hasta el punto de que la cuarta parte de las que se operaban eran hernias reproducidas. Hoy ese riesgo ha desaparecido; porque ahora se pone una malla sintética, como un parche, sobre la herida de la intervención, lo que permite que cicatrice bien sin tensión de músculos, que es lo que debilitaba la zona y permitía la reproducción.

HERNIA DE HIATO

Una aclaración previa: el hiato es la abertura que a través del diafragma comunica el tórax con el abdomen. Como el hiato es un agujero, no puede herniarse como tal. Por eso los especialistas, hablando con propiedad, suelen decir hernia hiatal o esofágica.

Se calcula que veinte de cada cien personas mayores de cuarenta años padecen esta afección, aunque en muchas ocasiones pasa desapercibida. Una de sus características —y es la que suele alerta —es el ardor de estómago, que realmente es de esófago, y que a veces es muy fuerte.

Se produce porque una parte del estómago se desplaza a través del agujero del diafragma –hiato– de manera que pasa al tórax. Es como si una parte del estómago «se subiera al piso de arriba». El diafragma es la pared muscular que divide el tórax y el abdomen. Es la separación entre uno y otro. El estómago queda por debajo. Pues bien, por alguna razón, en un momento determinado, parte del tubo digestivo abdominal, asciende por el hiato hasta la región torácica. En muchos casos no hay padecimiento alguno; en otros, hay un trastorno leve; en otros, puede necesitar intervención quirúrgica.

Cuando hay una hernia de este tipo es posible que las válvulas que mantienen el recorrido de los alimentos hacia abajo no cumplan bien su función, de manera que los alimentos, o más frecuentemente los jugos gástricos, regurgitan hacia el esófago. Es lo que se llama reflujo gastroesofágico, aunque debe decirse que NO en todos los casos de hernia hiatal se produce ese reflujo. Depende de muchos factores.

Debemos recordar que para mucha gente la hernia pasa inadvertida o con molestias muy leves. El problema surge cuando aparece ese reflujo, porque entonces el ácido gástrico produce irritación en el esófago.

Uno de los síntomas que debe conocerse porque asusta es este: como el esófago es un órgano hueco, al ser irritado puede responder con una fuerte contracción. Y eso se traduce en un dolor opresivo en el tórax muy parecido al de una angina de pecho. No podemos olvidar que el esófago está situado en el mismo segmento nervioso que las coronarias.

Lo que debe hacer

En principio, muchas de estas hernias se descubren en un chequeo rutinario porque no dan síntomas.

• Pero si se produce acidez, **se debe evitar** ese primer recurso al que acuden todos los que tienen un padecimiento gástrico: **el vaso de leche.**

• En general, se debe **evitar todo tipo de grasa.**

• Y casi como anécdota debe decirse que **el chocolate también influye y agrava las molestias** porque relaja el esfínter, la válvula que permite el paso de jugos gástricos.

• Lo primero que va a notar quien tiene esa hernia es que no le sienta nada bien acostarse después de las comidas. Uno de los remedios más populares es **inclinar la cama**, es decir, poner bajo las patas del cabecero unos tacos o unos **suplementos que levanten la posición.**

• Si no hay otras molestias, debe vigilarse. Y una de las primeras medidas preventivas es **regular el ritmo intestinal.**

• Otra recomendación interesante **es evitar todo aquello que aumente la presión abdominal.** Por ejemplo, no debe llevar nunca cinturones apretados. Y si se trata de una mujer, evite todo aquello que oprima como corsés, fajas, etc.

• **No se deben tomar bebidas con gas, ni alcohol, ni tabaco.** Y seguramente el médico le va a aconsejar que pierda un poco de peso.

• **Recuerde: el ardor de estómago sin tener causa aparente es uno de los primeros síntomas.** Y por supuesto no se puede creer que toda hernia hiatal debe pasar por el quirófano. En muchos casos, basta una higiene dietética.

Si no hay otra solución, el médico aconsejará la intervención quirúrgica que, como dicen los especialistas, se trata de una operación delicadamente sencilla.

HERNIA DISCAL

Entre nuestras vértebras disponemos de un disco que actúa a modo de amortiguador, de cojinete. Tiene una estructura gelatinosa y en su interior tiene una burbuja —es en su mayor parte, y especialmente en los primeros años, de agua— que sirve como niveladora. Es decir, esa burbuja se desplaza y así acomoda la presión de una vértebra contra otra. Ese disco-amortiguador es el que permite un juego suave entre las vértebras. Con el tiempo, ese disco va adquiriendo rigidez. Y la burbuja va perdiendo agua. Es posible, entonces, que por una presión excesiva, por desgaste o por una postura permanentemente forzada, parte de ese disco se salga de su sitio, se hernie. Un desplazamiento más o menos acusado de ese disco es el que provoca la hernia discal. Dado que la zona más frecuente de estas hernias discales es la lumbar, es posible que ese desplazamiento toque o roce el nervio ciático. Si eso ocurre, un dolor a modo de latigazo recorrerá nuestra pierna. Es lo que popularmente llamamos «ciática». ***(VER CIÁTICA).***

Esa hernia puede ser la consecuencia de repetidas sacudidas, de pequeños traumatismos por pequeños e insistentes golpes comunes en determinadas actividades deportivas o profesionales. Hay también una forma de desgaste que puede degenerar en hernia discal, como la de aquellas profesiones que exigen unas posturas no precisamente cómodas, que fuerzan la zona lumbar: taxistas, camioneros o quienes trabajan sobre un campo visual pequeño, como dentistas, oftalmólogos, relojeros...

El lugar más frecuente para estas hernias es el último disco, el que separa la vértebra lumbar del sacro, porque es el que más cargas soporta. Precisamente por donde sale el nervio ciático.

Lo que debe hacer

• La columna vertebral no es una grúa. Debe, en principio hacer **ejercicios que favorezcan la musculatura.** Debe también guardar una higiene postural: recordar que el respaldo de las sillas es para apoyar la espalda.

• **Para levantar un peso son las piernas las que deben soportar el peso, no la columna.** La razón es simple: la carga es igual al peso por la distancia. Levantando un peso inclinándonos un poco para recogerlo es forzar la situación. Un peso de veinte kilos, cogido mal, hace una carga de 340. Si se realiza correctamente, es decir, **flexionando las rodillas** el peso que se carga en la columna es apenas de doscientos.

HERPES

El herpes simple actúa casi exclusivamente en la piel y en las mucosas. Aparece primero algo parecido a una ampolla pequeña, sobre una zona roja del tamaño de una lenteja. Esa pequeña vesícula deja paso a una costra que acaba por caer y no deja prácticamente cicatriz. Suele reactivarse en el mismo sitio y basta una tensión o un fuerte estado emocional para que la ampollita o la boquera resurja. Más del 95% de la población adulta del mundo ha sido infectada en alguna ocasión por virus de la familia herpes.

Más complejo es el herpes genital, considerado como enfermedad de transmisión sexual. La infección es dolorosa, tanto en el varón como en la mujer. Aparecen vesículas y lesiones que duelen. Los ganglios de la ingle se pueden inflamar. Si se detecta en las primeras etapas hay tratamiento eficaz. El problema de este virus es que, en un porcentaje elevado de casos, aunque la infección desaparezca, vuelve a surgir semanas más tarde. Parece que se ha curado, pero el virus queda agazapado para volver a instalarse cinco o seis semanas después. Escozor, picor, dolor y aparición de algunas pequeñas heridas son los síntomas exteriores. El herpes genital es un riesgo si se produce un embarazo porque una mujer que contagie el virus en la primera fase de desarrollo fetal es posible que sufra un aborto espontaneo. Si el contagio se produce cuando el feto está en una fase posterior de gestación puede afectar a su desarrollo psicomotor. Durante el parto el niño también puede contagiarse y adquirir el herpes neonatal que puede, en ocasiones, ser fatal. Por eso, si la madre tiene herpes, los médicos suelen aconsejar cesárea. El citomegalovirus es otro tipo de herpes, de actividad muy compleja y por fortuna poco frecuente. Como lo es también el virus de Epstein-Barr, que se suele identificar con el de la mononucleosis infecciosa. Lo padecen adolescentes y adultos jóvenes. Entre sus manifestaciones está la fiebre, inflamación de amígdalas y lesiones en la piel.

Y no se puede olvidar un tipo de herpes, que no es vírico. Es el herpes circinado. La lesión aparece del tamaño de una lenteja, de color rojizo, con una pequeña escama que va creciendo. El reborde es activo, escamoso y pica. Hay sensación de picor, escozor y molestias. Son sumamente contagiosos. Lo normal es que llegue a nosotros a través de animales que pierden pelo, como perros, gatos, etc. Con un tratamiento correcto., se curan perfectamente.

HERPES ZÓSTER

Los herpes virus son una familia de cinco miembros. Pueden ir desde la boquera que reaparece cada año, hasta el doloroso Zóster, pasando por otros procesos serios como los herpes genitales.

El que nos interesa en este apartado es el herpes Zóster. Se llama también «culebrilla» o «zona», porque se extiende a través del sistema nervioso e invade un área, siguiendo, como una culebrilla el camino del nervio. De ahí estos nombres. Es doloroso, molesto y largo.

El virus se identifica con el de la varicela. Tras pasar la enfermedad infantil, el virus se agazapa y acuartela en el sistema nervioso central. Y de ahí, sin que se sepa por qué, sin que haya razones claras, en un momento determinado, generalmente pasados los cincuenta años, se reactiva. Aprovecha el nervio y se difunde creando una zona dolorosa, que se presenta con pequeñas vesículas en la piel. La infección tiene varias manifestaciones. Uno de los factores posibles que la estadística muestra es la edad. También aprovecha la situación de bajas defensas.

Puede aparecer en cualquier lugar del cuerpo. Si surge en la cara, llega a dividir la nariz, exactamente por el medio, en vertical, mostrando una zona afectada y otra no. En este caso, cabe un riesgo serio de que se pueda ver afectado el ojo correspondiente. Si es en el tórax, aparecerá solo en la parte derecha o izquierda, siguiendo el camino marcado por el nervio.

Hay algún síntoma general, algo de malestar, algunas veces algo de fiebre, todo muy poco específico. En la zona afectada va a haber una sensibilidad especial y hacia los tres días surgirá una aparente erupción, que poco a poco, se transformará en pequeñas vesículas. Los grados de dolor son muy variables. A veces cursa con un dolor agudo, y otras, simplemente con una tensión especial, que, sin llegar a ser dolor, sí es irritante. Esas vesículas después se convierten en costras.

Normalmente, la infección remite de forma espontánea. Tras unos días de dolor y de quemazón, poco a poco, los síntomas van despareciendo y el episodio, pasa.

Una de las secuelas, sin embargo, puede ser larga. Es la llamada neuralgia posherpética. Aparece aproximadamente en el 10% de casos de herpes Zóster. Y más cuanta más edad tenga el afectado. Es como si el envejecimiento del sistema nervioso influyera y el nervio tocado por el virus quedara con una sensibilidad especial o con el recuerdo del dolor. Es un dolor que puede ser muy intenso y que puede llegar a permanecer semanas, meses e incluso años. Otras veces se manifiesta la misma sensación de quemazón que se tuvo en plena infección y es posible también que se acompañe de hormigueos. Pasada la infección, queda como resto ese dolor (puede ser de gran intensidad), que no tiene justificación alguna.

Lo que debe hacer

• Al primer síntoma, **acudir al dermatólogo.** Porque si se implanta un **tratamiento precoz,** y el herpes aún no ha brotado como tal, puede ser muy efectivo.

• Los **antivíricos** actuales son los fármacos de elección.

• Para las vesículas, si es que llegan a surgir, una **solución de agua destilada con sulfato de cobre** permite que se sequen con cierta rapidez.

• Si, como puede ocurrir, el paciente no acude al dermatólogo y lo confunde con hongos y el herpes llega a florecer, el tratamiento es menos efectivo.

• La única ventaja es que esa **segunda aparición del virus** (recuérdese que la primera fue en forma de varicela) **suele inmunizar al paciente;** de manera que quien ha padecido un episodio de este tipo, normalmente no vuelve a sufrir otro.

HIPO

Todos conocemos el hipo como una molestia pasajera, aunque a veces pueda representar un trastorno mucho más grave. Técnicamente se define como una contracción súbita y espasmódica del diafragma, de carácter intermitente, y que produce también un espasmo faríngeo que es el causante del típico sonido que se emite.

La separación entre tórax y abdomen la hace una membrana que se llama diafragma, una de cuyas funciones es la de ampliar y contraer la capacidad torácica, porque puede subir o bajar y actúa a modo de émbolo para la respiración. Así contrae y extiende la capacidad torácica ayudando a los pulmones. Es un trabajo que mecánicamente realiza unas quince veces por minuto. Cuando esa actuación mecánica se ve interferida y pierde la sincronía entre el movimiento diafragmático y la respiración, se produce una rápida corriente de aire y un desplazamiento de las vísceras. Es el hipo.

No todos los hipos son iguales. Hay que distinguir, sobre todo, dos: el persistente y, por tanto, problemático, y el pasajero, simplemente molesto. Normalmente, cuando se habla del hipo se suele aludir al hipo pasajero, pero debe saberse que si dura más de veinticuatro horas es un problema clínico importante.

El persistente puede tener tres orígenes. El central, que proviene del cerebro y puede estar producido por alguna enfermedad o por intoxicación. Por ejemplo, el del alcohólico. El periférico, que aparece como consecuencia de la excitación del nervio frénico en el cuello o en el tórax y cuyas causas pueden ser muchas, desde una pleuresía o una hernia diafragmática, hasta algún divertículo en el esófago. Y el reflejo, que normalmente se inicia en el abdomen, debido a abscesos, gastritis, etc. En cualquier caso, un hipo persistente origina tal tensión y tal angustia que la visita al médico es obligada.

El más común es el pasajero, sobre todo en los niños. Lo normal es que sea una falta de sincronización entre el diafragma y la respiración. En los adultos puede surgir como consecuencia de beber alcohol o bebidas gaseadas.

Lo que debe hacer

• Tan antiguo como el hipo son los sistemas que la sabiduría popular ha inventado para acabar con él. Muchos pueden parecernos absurdos. Sin embargo, es curioso anotar que aun sin saber por qué, esa sabiduría popular echaba siempre mano de trucos que trataban de **aumentar el contenido del anhídrido carbónico en la sangre,** sistema inequívoco para acabar con el hipo. Y de ahí, por ejemplo, lo de **contener la respiración o lo de beber a pequeños sorbos sin respirar.** Todos ellos encaminados a aumentar el anhídrido carbónico de la sangre.

- Otro sistema es **provocar el estornudo** a base de excitar las fosas nasales.
- Lo de dar un susto no es aconsejable. El susto puede quitar el hipo, porque altera el ritmo de la respiración. Pero es fácil que sea peor el remedio que la enfermedad.
- **Ante un hipo persistente debe ir al médico,** sobre todo para tratar de conocer su origen y sus causas. Y hay tratamientos medicamentosos que podrá recomendar el médico o el farmacéutico.

HONGOS

Por lo menos el 25% de la población, es decir, una de cada cuatro personas, padece en la actualidad infecciones por hongos. Se calcula que en primavera y verano las consultas dermatológicas aumentan un 20% por esta causa.

Lo curioso es que se tiene la idea de que estos parásitos son sumamente rebeldes, sin darnos cuenta de que quizá no es tanta su resistencia como la posibilidad de una reinfección. Los adolescentes utilizan medicamentos adecuados, pero se vuelven a poner las mismas zapatillas deportivas. O se va la piscina sin el calzado pertinente.

Los hongos forman un tipo especial de estructura viviente. Como no tienen sistemas para poder vivir, están obligados a nutrirse a expensas de otro ser vivo: es lo que se llama parasitación. Y si no encuentran el huésped adecuado se encapsulan y esperan la oportunidad. Y cuando lo hallan se reproducen a una velocidad pasmosa. Por eso, cuando algo prolifera en abundancia se dice que crecen como hongos.

En más veces de las deseadas, los hongos pueden pegarse a nuestra piel y vivir a nuestras expensas produciendo una serie de afecciones diversas. Dependiendo del tipo de hongo, así serán las consecuencias. Nuestro organismo cuenta con el escudo protector que es el manto ácido de la piel y la grasa, que previenen de la acción de estos microorganismos. Pero en cuanto se rompe el equilibrio natural de esa capa protectora, el hongo no duda en buscar su supervivencia a nuestra costa. Por eso debemos de ser conscientes de que es el desequilibrio el que facilita la infección. Por tanto, puede surgir tanto por una higiene deficitaria, como por un exceso de higiene. También lo favorece el uso de jabones o cosméticos demasiado agresivos que debilitan la función de las glándulas de la piel.

En general, el calor y la humedad favorecen la aparición de estas micosis, especialmente en las zonas de roce de la piel, como los pliegues y los espacios interdigitales. La humedad retenida en prendas de vestir, calzado y materiales sintéticos facilita la maceración de la piel, especialmente la de los pies que es en donde se localizan la gran mayoría de infecciones de este tipo. Es lo que solemos llamar pie de atleta (piscinas, gimnasios, saunas son centro de contagios si no se va provisto del calzado adecuado).

El mecanismo de contagio es sencillo. Una persona sana cuando camina descalza pierde constantemente finísimas escamas de la piel que se quedan en el suelo. En las personas que ya están infectadas, esas escamas contienen esporas de hongo que si entran en contacto con la piel de otras personas, pueden contagiarle fácilmente. Sobre todo en las zonas interdigitales de los pies, lugar preferido de estos parásitos. La infección se reconoce enseguida: hay enrojecimiento y, sobre todo, como señal de aviso, picor. Al rascarse aparece sensación de quemazón y surgen grietas con descamación en la zona afectada. Pero no solo es el pie de atleta. Hay uno, la *Candida albicans* que produce candidiasis. ***(VER INFECCIONES VAGINALES).***

Los más frecuentes

Las micosis —enfermedades producidas por hongos— pueden ser muy variadas. Depende del hongo que parasite. Los hay que prefieren el cuero cabelludo. Y sea cual sea el hongo, las características de su presentación suelen ser muy similares. El hongo se instala y luego crece formando una placa como de cuatro centímetros que afecta tanto al cuero cabelludo, que parece descamarse, como al mismo pelo, que se rompe poco después de haber salido. Crea una falsa calva.

También pueden aparecer en la barba. Sus efectos son muy localizados. Forman como un pequeño grano que luego se recubre de una costra y tarda varias semanas en reabsorberse.

En las ingles aparecería como una rojez y picor. Dependiendo de la intensidad de la parasitación, así será de amplia la mancha. Suele picar y tiene un ligero aspecto de erupción leve. Es frecuente en diabéticos o prediabéticos.

Un hongo muy curioso es el que parasita las uñas. Normalmente, es el hongo llamado microfiton. Se instala en la uña y esta entonces pierde su brillo habitual y se hace mucho más frágil. La uña acaba tomando un color amarillento y su capa superficial se va abriendo en estrías. Se despega y la uña parece destrozada. Habitualmente se presenta en varias uñas a la vez.

También los hongos pueden sembrar el cuerpo de manchas. Es la pitiriasis versicolor. Se manifiesta con unas manchas blanquecinas o de color café con leche que se extienden por todo el tronco. No tienen más importancia que la estética. Se produce un contagio relativamente pequeño, pero ante la aparición de la primera mancha debe visitarse al dermatólogo ya que es una enfermedad fácilmente tratable y curable.

Aunque ya no es tan frecuente, la tiña fue en el siglo pasado un temor constante de todas las familias. También está producida por un hongo y prácticamente solo aparece en niños. El pelo se rompe a pocos milímetros de su salida y aparecen unas placas de aspecto pelado, con escamas, escozores y molestias. Es muy contagiosa. De ahí que quien lo padece deba permanecer aislado. Con un tratamiento adecuado, la recuperación es completa y total.

Lo que debe hacer

• Las vías para combatir los hongos se dirigen a **impedir su posibilidad vital.** Los hongos tienen una estructura celular mucho más compleja que las bacterias. Básicamente se diferencian de ellas en su membrana celular que contiene un componente especifico, el ergosterol. De lo que se trata es de **impedir la síntesis de esa sustancia:** como es un componente esencial de la membrana celular de los hongos, si se inhibe total o parcialmente su síntesis, **la célula no es capaz de construir una membrana celular intacta.** Y, por tanto, el hongo no puede vivir.

• En cuanto al tratamiento del médico o farmacéutico, piense que debe seguir **tratándose hasta dos o tres semanas después** de que desaparezcan los síntomas.

• Deben **lavarse los pies cada día y secarlos cuidadosamente,** sobre todo entre los dedos. Cambiar los calcetines y el calzado diariamente.

• Siempre que sea posible, hay que **llevar zapatos transpirables de piel o materias naturales. En las piscinas, duchas o saunas, utilizar siempre zapatillas.**

• Si alguien de su familia padece pie de atleta **no camine descalzo por alfombras y moquetas de casa o de hoteles.** No comparta las toallas.

ICTUS

Una mujer sabe que el cáncer de mama o de útero es frecuente, y sin embargo solo una de cada veinticinco fallecerá por una de esas enfermedades. Pero una de cada tres fallecerá por causa de una patología cerebrovascular. Hoy por hoy es la primera causa de muerte en mujeres y la segunda en varones.

Para dar una idea: produce en la mujer el doble de muertes que el cáncer de mama.

El ictus es una denominación más amplia de ataque cerebral o infarto cerebral. Ocurre cuando hay una interrupción del riego sanguíneo en el cerebro. Hay dos grandes categorías: las causadas por la interrupción de la circulación sanguínea y las causadas por hemorragias.

Existen dos medidas principales que se pueden adoptar para reducir el riesgo de muerte o discapacidad por un ictus: vigilar la aparición de síntomas y controlar los factores de riesgo.

La causa hay que buscarla en un coágulo, en una placa de ateroma (por exceso de colesterol), o en un pequeño trombo que bloquea la circulación de un vaso sanguíneo en el cerebro. Por eso, una zona se queda sin riego. De ahí que se llame también infarto cerebral. Por otra parte, puede existir una debilidad de los vasos, y que una excesiva tensión rompa alguno y surja la hemorragia. El resultado es el mismo. Cuando la obstrucción es pequeña no se produce más que una crisis transitoria. Una pequeña parálisis facial o una leve pérdida de movimiento o de la palabra. Pero luego, se restablece el riego y no pasa nada. Otras veces, la zona es mayor y los efectos son permanentes. Y por último puede ocurrir, que surja una hemorragia cerebral, cuyo desenlace puede ser fatal.

El gran público sin embargo tiene muy poca información sobre este problema. Si un día cualquiera tenemos un dolor precordial e incluso un dolor irradiado por el brazo izquierdo, es posible que nos asustemos. Entonces tratamos de ir cuanto antes al cardiólogo. Por suerte, en la mayoría de los casos será una presión causada por gases y no habrá pasado nada.

Sin embargo, no ocurre así cuando se trata de un accidente vascular cerebral. Y no ocurre, porque el paciente no sabe cómo reaccionar.

Si se le duerme un brazo, o tiene hormigueos frecuentes en una mano, o de pronto ve nublado o quiere hablar y no puede, no es habitual que piense en algo cerebral y acuda a la consulta. Lo más común es que pasado ese episodio, y vuelta a la normalidad, el individuo piense en acudir al médico, pero sin urgencia mayor. Y ahí empieza la cadena de errores. Porque si se trata de algún problema de riego, cuanto antes se detecte y antes se trate, no solo mejor pronóstico tiene, sino que, y sobre todo, se impedirá su frecuente y más grave repetición.

Factores de riesgo

- **Hipertensión.**
- **Tabaquismo** (favorece el depósito de sustancias grasas en la carótida, que es la principal arteria del cuello que provee de sangre al cerebro).
- **Ateroesclerosis** (placas de ateroma en las paredes de las arterias, especialmente la carótida).
- **Enfermedades cardiacas** (pueden producir coágulos que podrían liberarse y bloquear algún vaso o dirigirlo hacia el cerebro).
- **Antecedentes de infarto cerebral** o síntomas de él (si ha habido algún accidente menor o se tienen antecedentes familiares es básico tomar cuantas más medidas preventivas, mejor).
- **Diabetes** (puede dañar los vasos incluidos los del cerebro. Con nivel de glucosa alto, si hay algún problema en un vaso cerebral suele ser mayor y más grave).

En cuanto al perfil tipo de estos enfermos, la estadística nos dice que se trata de una persona mayor que no vigila su hipertensión, es obesa, consume dieta grasa, fuma y tiene una arritmia cardiaca. Ese es el perfecto candidato al ictus.

Aunque en un principio hablar de síntomas puede crear temores infundados, los especialistas están de acuerdo en que el ciudadano debe conocerlos, porque se trata de una urgencia que debe llegar rápidamente al hospital.

No lo dude si siente:

- Repentina **debilidad o entumecimiento** en cara, brazos o piernas.

• Repentino **oscurecimiento o pérdida de visión,** particularmente de un ojo.

• **Repentina dificultad en el habla** o en la comprensión.

• **Mareos inexplicables,** inestabilidad o caídas repentinas, sin ningún otro signo.

• También pueden detectarse otros signos de peligro como **doble visión, somnolencia, náuseas o vómitos.** A veces estos síntomas aparecen de forma momentánea y desaparecen. Estos breves episodios conocidos como ataques transitorios de isquemia son llamados mini—infartos cerebrales.

INFECCIONES VAGINALES

I

Es una de las razones más frecuentes de consulta al ginecólogo. Y precisamente cuando se disfruta de playas y piscinas aumenta considerablemente la incidencia. Una de las causas que puede contribuir a ello es la humedad del bañador.

En su origen está un desequilibrio de la flora vaginal, momento que pueden aprovechar bacterias y hongos para proliferar y causar la infección. Según los especialistas, la mujer debe ser consciente de que es fácil que la infección se repita, porque la alteración de la flora vaginal no se recompone de forma fácil ni rápida.

La razón por la que se acude al médico es precisamente por el síntoma más general de la infección: el picor, el escozor, la molestia en la zona especialmente al orinar. Puede provenir de una vaginosis bacteriana o, lo que es más probable de una micosis por cándida o candidiasis.

Debe saberse que la infección por cándida puede ser muy general y puede producirse en la piel, en la boca o en el esófago, provocando una esofagitis dolorosa que incluso puede llegar a dificultar la deglución. En algunos casos puede poner en peligro la vida del paciente. El problema de estas candidiasis es que se suelen producir en pacientes que tienen un estado inmunológico comprometido.

La candidiasis vaginal es una de las más frecuentes y su incidencia ha aumentado las últimas décadas. Se calcula que la presencia de candidiasis en el sector femenino es tres veces mayor que hace veinte años debido al abuso de antibióticos y a la utilización de anticonceptivos orales.

Uno de los síntomas que pueden llevar a la mujer a la consulta son picores molestos y un flujo blanquecino. Son síntomas compartidos con otras afecciones vaginales. Pero habitualmente es cómo se muestra la presencia de la Cándida albicans.

En contra de lo que muchas veces se cree, no necesariamente se transmite por contacto sexual. Debe quedar muy claro. Muchas pacientes tienden a pensar que es su marido quien ha traído la infección a casa, «importada» de alguna cana al aire. Y no es así.

Normalmente, no se trata simultáneamente al varón salvo cuando la infección vaginal reaparece tras el tratamiento. Se entiende que el órgano del varón no es un reservorio adecuado para el hongo, mientras que el de la mujer sí tiene las características para mantenerlo en estado latente. El tratamiento es efectivo, aunque los ginecólogos suelen comentar que casi siempre se produce la impaciencia de la paciente, precisamente porque aunque eficaz, no es tan rápido como desearían.

Por qué llegan los hongos, depende de muchos factores. Es verdad que el organismo cuenta con su escudo protector como es el manto ácido de la piel y la grasa, que previene de la acción de estos microorganismos, pero en cuanto se rompe el equilibrio natural de esa capa protectora, el hongo no duda en buscar su supervivencia a nuestra costa. Es el desequilibrio el que facilita la infección., que puede surgir tanto por una higiene deficitaria como por un exceso de higiene. También lo favorece el uso de jabones o cosméticos demasiado agresivos que debilitan la función de las glándulas de la piel.

Y precisamente, el calor y la humedad favorecen la aparición de estas micosis especialmente en las zonas de roce. La humedad retenida en prendas de vestir, calzado y materiales sintéticos facilita la infección.

Lo que debe hacer

• Los especialistas tratan de establecer unas normas preventivas que pasan, por ejemplo, por **evitar la humedad prolongada del**

bañador; o por **no utilizar pantalones excesivamente ajustados** con frecuencia.

• En cuanto a la ropa interior, hay que usarla de **algodón,** huir de fibras sintéticas y **cambiarla diariamente.**

• Las duchas vaginales no parecen recomendables y se aconseja un **lavado con jabón neutro.**

• Los desodorantes íntimos deben descartarse en esta etapa y en general debe **evitarse todo aquello que pueda variar la acidez de la vagina** y que pueda facilitar la proliferación de los hongos.

INSUFICIENCIA CARDIACA

Es la única patología cardiaca que aumenta y ya se considera la epidemia de este siglo. A pesar de ello, todos los estudios indican que tenemos una «preocupante ignorancia» sobre ella, sobre sus síntomas, sobre su prevención y sobre su tratamiento.

Se produce cuando el corazón no envía sangre suficiente para abastecer las necesidades del organismo. Puede afectar a cualquier edad aunque es mucho más frecuente en personas mayores. Es una situación a la que se llega gradualmente y que se debe o bien a lesiones del músculo cardiaco, a hipertensión no controlada o al ya llamado «síndrome del estilo de vida». Todo ello hace que el corazón no se contraiga con la misma intensidad o con la misma fuerza. Y al no llegar la sangre a su destino, el organismo la reclama. El músculo cardiaco entonces tiene que acelerarse para tratar de servir a los tejidos lo que ellos necesitan. Pero no puede. El corazón entonces, como músculo que es, crece, aumenta de tamaño, lo que complica aún más la situación.

Los síntomas

Como los tejidos no reciben la sangre necesaria para su correcto funcionamiento, empiezan a mostrarse una serie de señales que aumentan progresivamente. Por ejemplo, aparece fatiga y es fácil que tareas que antes se realizaban sin problema de ningún tipo, ahora exijan un descanso intermedio. Subir escaleras o un movimiento rápido origina dificultad respiratoria o por lo menos un jadeo que denuncia la fatiga. A partir de ese momento suele aparecer una respiración sonora. Puede no ser necesaria la realización de un esfuerzo para esa respiración agitada. En ocasiones se tiene una sensación repentina de falta de aire y es frecuente que haya una tos seca y repetida. Una de las primeras señales de aviso es sentirse cansado, débil, síntoma muy similar al que se tiene cuando hay anemia. También se describe la aparición de edema, es decir, piernas, pies o tobillos hinchados por acumulación de líquido, lo que lleva a una disminución de orina (aunque por la noche sea más frecuente la micción). Puede darse también un aumento de peso sin razón aparente alguna.

Se debe precisar que los síntomas de la insuficiencia son muy variables según el paciente y según su estado de evolución. Hay quien tarda en acudir al médico porque cree que son propios de la edad. Otros, al saber que son típicos de la insuficiencia consideran que son inevitables.

La insuficiencia es todo un proceso que va avanzado de manera lenta y es la consecuencia de lesiones o de alteraciones continuadas. El corazón sano tiene una buena capacidad compensadora para cuando se presenta un problema. Pero si hay insuficiencia, esa capacidad se utiliza de manera continuada. Y es ese abuso de utilización el que fuerza a que muchas células del músculo cardiaco se vayan dando de baja. Y llega un momento en que no hay posibilidad de compensar la falta de bombeo con actuaciones extraordinarias.

Depende de la parte del corazón afectada, así será la insuficiencia. Puede ser sistólica, cuando el corazón no puede contraerse con la fuerza necesaria para lanzar la sangre; o diastólica, cuando el corazón es incapaz de relajarse y la sangre no puede entrar en las cámaras cardiacas y se acumula en otras partes del cuerpo.

Causas

Se puede presentar en cualquier momento, pero tiene más incidencia a partir de los sesenta y cinco años. La hipertensión y el estilo de vida suelen ser factores importantes para llegar a ella; especialmente, si se unen otras afecciones cardiacas, como haber tenido un infarto, mantener la tensión alta durante tiempo, padecer ateroesclerosis (placas de ateroma en las arterias que dificultan la circulación), padecer diabetes, tener enfermedad pulmonar obstructiva crónica, o enfisema y tener antecedentes familiares con insuficiencia o cardiopatías.

Lo que debe hacer

I

• Se hace imprescindible la **visita al médico.** Tras la historia, los análisis, placa de tórax y electrocardiograma, pedirá un ecocardiograma que es una prueba que utilizando ondas de sonido puede mostrar el corazón. Es importante conocer su tamaño y, sobre todo, puede conocer cómo es su bombeo. Es posible también que se solicite un cateterismo cardiaco o coronariografía que consiste en la **inyección de un contraste a través de una arteria en la ingle** para saber cómo están las arterias coronarias que son las que riegan el corazón.

• La Fundación Española del Corazón recomienda **evitar el alcohol** y dice que no son recomendables las **bebidas excitantes como café, té o las de cola.** Por supuesto **no puede fumar.** Recuerde que cada chupada a un cigarrillo produce un auténtico **espasmo en las coronarias.**

• Debe **controlar su peso** meticulosamente y cumplir las indicaciones del médico sobre el tratamiento farmacológico.

• **Evite estar con personas resfriadas** y vacúnese todos los años contra la gripe.

• Una de las recomendaciones más útiles es la de planificar la actividad laboral para no sufrir agobios. **Establecer prioridades y dedicar un tiempo a cada cosa.** Los periodos de descanso deben ser de descanso. Y si aprende a relajarse, mejor.

• Si piensa viajar **vigile los cambios en las comidas así como la temperatura y la humedad.** Antes del viaje consulte a su médico.

• Debe tener una **dieta baja en grasas y pobre en sal.**

Y si llega la cirugía

También es posible que la situación exija una intervención quirúrgica porque están dañadas las válvulas o porque se precisa establecer un «by pass» coronario, es decir, crear un puente para conseguir un riego correcto. Puede quizá necesitar una angioplastia, que consiste en la introducción de un catéter en la arteria. Ese catéter lleva un balón que se hincha al llegar a la zona obstruida para dilatarla y mejorar la circulación. O puede ser necesaria la instalación de un marcapasos. ***(VER MARCAPASOS).***

INSUFICIENCIA RENAL

Poco a poco, el riñón va perdiendo efectividad. Es un problema a nivel mundial y cada año se registra un aumento de entre el 4 o 5%. Es una enfermedad que de no tratarse tiene mal pronóstico ya que se acompaña de muchas complicaciones.

En la actualidad, hay en nuestro país unas 25.000 personas sometidas a diálisis y cada año unas 5.500 personas entran en este proceso. La supervivencia de este grupo de población a los cinco años se sitúa en el 34-40%. La tasa de hospitalizaciones es de catorce días año/paciente y los costes directos del tratamiento superan al año los 800 millones de euros.

Sin embargo, habría que llevar al convencimiento de la población la idea de que de cada cuatro pacientes con insuficiencia renal crónica, tan solo uno se debe a un problema del riñón. De los cuatro, dos llegan al fallo renal por la diabetes; y el cuarto, por el deterioro de la hipertensión arterial. Hay que tener en cuenta que todas las enfermedades que afectan a los riñones pueden llevar a la situación de insuficiencia renal y necesitar diálisis para subsistir. Pero de todas ellas destacan dos por su elevada incidencia: la diabetes y la hipertensión.

La insuficiencia renal crece cada año y las razones de este crecimiento son básicamente una mejor (aunque todavía insuficiente) detección de la población con insuficiencia renal, la diabetes tipo

2 como causa de afectación renal (una enfermedad con predisposición genética pero desarrollada en nuestra sociedad por abuso nutricional y sedentarismo) y el envejecimiento de la población.

Se puede definir como la enfermedad producida por una función disminuida de los riñones.

Se puede calcular que alrededor del 12% de la población española puede estar afectada.

Se sabe que el máximo de función renal se alcanza en la década de los 30 años, y que a partir de este momento se inicia un deterioro orgánico que se traduce en la pérdida de un 1% de función renal por cada año de vida. Por eso hay que actuar: porque si bien no se puede modificar la edad, hay una serie de factores que podemos modular y prevenir como es la hipertensión arterial, la diabetes, la elevación de colesterol, etc.

Y aunque la edad puede ser una de las causas del aumento de la insuficiencia, eso no significa que una persona de ochenta años con una función renal del 40% esté enferma. Lo estará si además hay albúmina en la orina, o si padece hipertensión arterial que son factores que pronostican una pérdida progresiva de esa función. Lo importante es que esa persona y los médicos que la atienden sepan cuál es la cifra de su función renal para adecuar los fármacos que reciba por otras causas y evitar aquellos (antiinflamatorios, por ejemplo) que alteran esa función.

El sistema de vida también altera la función renal. El riñón es un ovillo de vasos y estos se alteran con el tabaco, con la glucosa, con la obesidad, con la hipertensión… Por eso, mantener una vida saludable con ejercicio moderado, peso adecuado, ingesta calórica prudente, abandono del tabaco, es preventivo para el daño de esos vasos. La salud renal protege el corazón. Hay otros factores de riesgo contra los que poco podemos hacer y son los que nos vienen dados como la edad, los factores genéticos, etc.

El retrato robot es pues el siguiente: fumador, obeso, hipertenso, mayor de sesenta y cinco años, diabético, con colesterol elevado.

Hacia los cincuenta o sesenta años comienza la pérdida de función renal. Es lo habitual en el proceso biológico del envejecimiento que afecta a piel, vasos, vísceras, etc. Los filtros con la edad se van afectando, especialmente si les hemos hecho trabajar en exceso, a presión elevada, forzándoles a eliminar multitud de sustancias en exceso, endulzando sus paredes con glucosa elevada.

Recuerde que como dicen los especialistas el riñón es el centinela del corazón. Vigilando su función se evitan daños cardiovasculares que cuando aparecen son ya difícilmente corregibles.

Y, además, el riesgo cardiovascular. La relación entre la insuficiencia renal y el riesgo cardiovascular es grande; de hecho, los enfermos renales tienen un riesgo muy superior al de la población general, porque en ellos se unen muchos factores de riesgo vascular tradicional como la hipertensión, con otros de la propia enfermedad renal.

La insuficiencia renal es un alto factor de riesgo cardiovascular. Se ha demostrado que el riesgo de muerte de cualquier causa en pacientes con insuficiencia renal es muy superior y no se sabe a partir de qué grado de insuficiencia se establece esta íntima relación. Lo que si parece claro es que la insuficiencia renal es un reflejo del estado vascular.

INTOLERANCIAS ALIMENTARIAS

Hay que distinguir entre reacción alérgica a un determinado alimento e intolerancia a alguno de sus compuestos. Y aunque suelen confundirse son muy distintas. Una alergia provoca una respuesta del sistema inmunológico del individuo (sus defensas consideran que uno de los componentes alimenticios es un «enemigo» y entonces dispone su ejército inmunológico contra él. Y en esa reacción, el que sufre es el propio individuo).

La intolerancia sin embargo no pone en marcha el sistema defensivo sino que provoca una reacción en el metabolismo. Y por eso su reacción no es tan llamativa, ni tan rápida. Depende mucho de la susceptibilidad y, sobre todo, de la cantidad de la sustancia que no se tolera.

La lactosa

Es quizá la intolerancia más frecuente. Se debe a que quien la padece, tiene un déficit de la enzima —se llama lactasa— que permite la digestión del azúcar de los compuestos lácteos. Como ese déficit puede tener muchos grados, también la intolerancia los tiene.

Medio mundo padece este problema, que parece una condición racial. Por ejemplo, en Tailandia, el 98% tiene déficit de lactasa. Africanos y árabes no pueden tomar leche hasta en un 80%, mientras que los españoles nos situamos con un 15% de intolerantes, frente a un 6% de ingleses o un 1% de suecos.

Para los lactantes hay tratamientos sustitutivos y debe saberse que con el tiempo acaban tolerando algunos productos lácteos.

Otros azúcares también pueden provocar intolerancia, aunque en menor proporción; son, por ejemplo, la fructosa de las frutas, el sorbitol, edulcorante artificial, o la sacarosa.

Síntomas. Casi siempre son del mismo signo y depende tanto del déficit de lactasa que se padezca como de la cantidad de producto ingerido o del tiempo que se lleva ingiriendo. Lo más habitual es que se padezcan trastornos digestivos, con dolor de tripa, flatulencia y diarrea. Como dicen los especialistas, esta intolerancia no compromete la salud del individuo por lo que la solución es evitar los alimentos que contengan lactosa, e ir probando para conocer la cantidad que el organismo está dispuesto a tolerar.

El gluten

Otra intolerancia muy común es al gluten, una proteína de los cereales de mayor consumo como son el trigo, el centeno, la avena y la cebada. Los celíacos no toleran esa proteína, de manera que si la ingieren se daña la superficie interna de su intestino y entonces la capacidad para absorber los alimentos queda muy reducida.

Si quien es intolerante consume esa proteína, el intestino se lesiona y lo que se come no puede asimilarse. El niño celiaco adelgaza (especialmente en las nalgas), desarrolla un abdomen grande y detiene su crecimiento. Los síntomas no aparecen hasta meses después de haber iniciado el consumo de harinas con gluten.

Esa incompatibilidad con el gluten no es curable y por tanto, debe ser controlada durante toda la vida con una dieta adecuada que no contenga esa proteína. Es más frecuente en mujeres que en hombres.

Qué pueden comer. El maíz o el arroz pasarán a formar parte básica de su alimentación. La harina de maíz, por ejemplo, puede ser el sustituto para el pan, pastas, salsas, croquetas o para rebozar los fritos. Pero deben tener cuidado con los alimentos preparados porque suelen tener entre sus ingredientes sustancias con gluten.

Debe leer las etiquetas

Uno de los problemas más serios con que se encuentran quienes padecen intolerancia a la lactosa o al gluten es que tanto las proteínas de los cereales como las procedentes de la leche, se emplean para otros productos que no tienen ninguna relación con ellos. Por ejemplo, hay proteínas de leche en patés, en embutidos y hasta en patatas fritas.

INTOXICACIONES ALIMENTARIAS

Cuando llega el calor suelen publicarse brotes de distintas intoxicaciones producidas por alguna salsa o algún alimento. Brotes que, aunque normalmente no son graves, sí pueden revestir seriedad en algunas ocasiones.

La primera pregunta que debemos hacernos es qué ocurre para que un alimento sano pueda convertirse de pronto en algo que logre hacernos enfermar. Es cierto que el proceso es largo. Desde que se cultiva o se recoge un alimento hasta que llega a la mesa, son muchos los pasos que se dan. Es un camino largo. Y en cualquier momento de ese trayecto, se puede alterar o contaminar. Esa alteración, voluntaria o no, y esa contaminación, puede provocar una intoxicación alimentaria.

¿Y qué es lo que hace que un alimento sano, se altere? Son muchos los factores. Uno, es la temperatura. Otro, la humedad. La luz también influye, y el aire; y desde luego, un ejército posible de enzimas, microorganismos, parásitos...

Por ejemplo, cuando una manzana se corta, al poco tiempo se pone oscura porque actúan las enzimas. Por eso puede haber una alteración debida, primero, a componentes de los propios alimentos o a sustancias que los propios alimentos contienen. Y otra, debida a los factores exteriores, como humedad, temperatura, etc.

La humedad empieza por darle un olor típico. Después aparecen los hongos. Esos hongos proliferan de manera que destruyen la pared del alimento, abriendo una puerta de entrada a las bacterias. Cuando entran las bacterias, todo el proceso es mucho más rápido. El propio alimento se destruye, despide gases malolientes... y acaba por la destrucción completa.

En el caso de zumos y frutas hay otro factor. Si cambian las condiciones de manera que se favorezca la acción de las enzimas, como temperatura o humedad, entonces actúan a modo de fermento, desdoblan las moléculas y la acción destructora es más sencilla.

La alteración se suele producir por una contaminación de bacterias que al desarrollarse producen toxinas. Por eso, cuando se produce una intoxicación alimentaria puede e ser de dos tipos: o una infección por las propias bacterias que anidan en el alimento ingerido, o bien una intoxicación por las toxinas de esas bacterias.

Bacterias

La contaminación por bacterias es sencilla. En condiciones de calor y humedad suficientes la bacteria entra en el alimento y allí se reproduce a sus anchas. Tiene comida, confort y todo lo que necesita.

Si ese alimento es ingerido por un individuo, las bacterias, van a seguir reproduciéndose dentro de él y van a originar una infección. Solo un dato curioso: una bacteria ingerida en el pan del desayuno podría convertirse en más de 30.000 a la hora de la comida. Puede ocurrir también que algunas bacterias se protejan con una especie de escudo, las esporas, que las hagan resistentes. Otras bacterias no se contentan con dividirse y multiplicarse. Las hay además que expulsan una toxina, que cuando el individuo las ingiere puede ser muy grave.

La mayoría de las bacterias prefieren los alimentos que no sean ácidos. Y también es verdad que hay bacterias que prefieren unos alimentos a otros. Normalmente los que más gustan a las bacterias son los que tienen muchas proteínas, es decir, huevos, carne, leche, pescados, etc. Sin embargo, como las verduras tienen un toque ligeramente ácido, en ellas la multiplicación es muy lenta. También debe tenerse en cuenta que la mayoría de las bacterias necesita humedad para reproducirse; por eso, los alimentos secos no son un medio apropiado para su multiplicación.

Sin embargo, la mayoría de platos que comemos sí tiene humedad suficiente. Por eso, cuanto menos tiempo transcurra entre la preparación y la ingestión, mejor.

También debemos recordar que casi todas las bacterias necesitan para su confort una cierta temperatura. Y lo curioso es que precisamente los gérmenes nocivos se multiplican mejor a la temperatura de nuestro cuerpo.

Cerca de los treinta y siete grados, las bacterias se reproducen con toda comodidad y a un ritmo considerable. La multiplicación se hace más lenta, si la temperatura sube, o bien, si la temperatura baja.

Si sobrepasa los sesenta grados, la reproducción de las bacterias se suele detener. Y por debajo de los siete grados, se paraliza.

Virus

También los virus pueden contaminar alimentos. Y pueden llegar a ellos por muchas vías. Desde una persona enferma y portadora, hasta por ese agua de riego que no está suficientemente limpia.

Cuando un alimento proteico —pescado o carne generalmente— ha estado en malas condiciones o ha permanecido demasiado tiempo sin conservar, puede descomponerse con lo que puede originar intoxicaciones por proliferación de gérmenes.

Otro sistema de contaminación puede ser porque los alimentos sean simples portadores por manipulación por objetos sucios, monedas...

No puede descartarse la intoxicación originada por la toxicidad del propio alimento, como sería el caso de algunas setas o algunas plantas.

El que todos los alimentos puedan ser transmisores de enfermedades no tiene por qué obsesionarnos. No tenemos por qué ver en cada pedazo de pan que nos echamos a la boca una fuente de enfermedad.

Salmonela

El 80% de las intoxicaciones alimentarias que se producen en España lo son por salmonelas. De las hospitalizaciones por intoxicación de alimentos, casi en el 90% de los casos también ella es la culpable.

La salmonelosis es la enfermedad causada por esa enterobacteria, es decir, una bacteria que se aloja en el intestino del hombre y los animales.

Se llama salmonela en honor al doctor Salmon, bacteriólogo norteamericano que la descubrió. Es la infección más frecuente de tipo alimentario. Pese a los datos de que se dispone, la Organización Mundial de la Salud dice que es de 10 a 10.000 veces más frecuente de lo que se dice, porque en muchas ocasiones no se diagnostica.

Claro que quizá lo que más interese es saber qué es lo que puede originar una la salmonelosis. Y solo cabe una respuesta: depende, porque hay muchos tipos. Quizá el más conocido, especialmente por su frecuencia en la posguerra española sea el de la *Salmonela tiphi* que, transmitida por el agua, da origen a las fiebres tifoideas o paratifoideas.

Hoy, la más frecuente es la que produce la enteritis, es decir una reacción intestinal que puede cursar con vómitos, diarreas, dolor y escalofríos. El período de incubación de la enfermedad es de siete a setenta y dos horas; es decir, que puede aparecer a las siete horas de haber comido un alimento en mal estado o a los cuatro días. Todo depende del tipo de alimentos, del grado de contaminación y, como es lógico, del individuo.

Las salmonelas se reproducen óptimamente alrededor de los treinta y siete grados. Puede decirse que son gérmenes débiles y que se destruyen en cuanto hay acidez o alta concentración de sal.

El ciclo de la salmonela es sencillo. Parte de las heces de animales infectados, que pueden estar enfermos o ser simplemente portadores. Desde ahí, por aves, roedores o moscas, se diseminan con gran facilidad. Por el agua también puede llegar a los alimentos e iniciar su ciclo nuevamente en el intestino del hombre o el animal. Pero es la carne la responsable del mayor número de salmonelosis, especialmente cuando se habla de cerdo o de aves.

Los huevos

Los huevos de pata pueden estar contaminados con más frecuencia que los de gallina; aunque el problema principal radica en los derivados, como los huevos en polvo para alimento animal y que quizá no han sido pasteurizados.

No podemos creer que la cáscara protege al huevo, ya que la cáscara es porosa. Cada cáscara tiene aproximadamente 7.600 agujeritos diminutos por los que pueden entrar los microorganismos.

Los huevos que pueden tener un mayor número de bacterias son los que se han expuesto a las condiciones que facilitan su reproducción, es decir, que han estado en ambientes húmedos, o a temperatura elevada, o recogidos en locales sucios.

Muchas de las intoxicaciones habidas por cremas, mayonesa o repostería pueden deberse realmente a huevos contaminados. Por eso, la hostelería utiliza huevos ya libres de gérmenes que adquieren por litros en briks.

Tanto la luz como el oxígeno pueden afectar al huevo ya que disminuyen la resistencia de la cáscara. Y por si fuera poco, también los huevos envejecen. Guárdelos en sitio fresco.

Botulismo

Es otro tipo de intoxicación que por fortuna no es muy frecuente, pero suele ser muy grave.

Está causada por la ingestión de alimentos contaminados por *Clostridiun botulinum* que produce una toxina que tiene especial debilidad por el sistema nervioso.

Cuando se realizó un estudio sobre quinientos casos de botulismo se comprobó que casi el 90% fueron debidos al consumo de vegetales envasados o enlatados, de los que la mayor parte no habían sido elaborados industrialmente.

Y es que, cuando envasamos un vegetal, estamos dándole a la toxina todo lo que ella necesita. Para que una toxina se produzca se necesita un alto grado de humedad, por lo menos del 94%; debe tener un grado de acidez superior a cinco; la temperatura debe ser superior a los diez grados; y, además, donde mejor se mantiene es en un espacio sin aire. Por eso, el mayor porcentaje de estas intoxicaciones corresponde a alimentos vegetales, envasados caseros y que no han sido suficientemente tratados con calor.

No podemos olvidar que la toxina, que puede mantenerse durante años y años, es muy sensible al calor.

De ahí que cuando haya la más mínima sospecha o se quiera garantizar su inocuidad, se aconseje la ebullición.

Un hervido durante quince minutos es suficiente para destruir la toxina.

Es cierto que hay varios tipos de gérmenes capaces de causar el botulismo, pero por suerte, el que tenemos en Europa, es de menor toxicidad que los otros.

Quizá la mejor garantía sea consumir conservas industriales, cuyo proceso y tratamiento garantizan la eliminación de la toxina.

Lo grave de esta enfermedad es que la toxina ataca directamente al sistema nervioso periférico, no al central. Tarda en manifestarse unas veinticuatro horas y como síntomas típicos se citan la dificultad para mover los ojos, visión doble y sequedad de boca.

El enemigo más claro de la toxina botulínica es el calor. No basta calentar al baño María. Si la conserva es casera, hiérvala al menos durante quince minutos.

Brucelosis

Aunque sea brevemente, hemos de referirnos a la intoxicación por brucelas.

De la leche no vamos a ocuparnos, ya que el tratamiento industrial al que está sometida prácticamente toda la leche de consumo, garantiza la ausencia de brucelas. No así el consumo rural.

Según los técnicos sanitarios habría que partir de la base de considerar toda la leche cruda como potencialmente contaminada. Antes de su consumo debe procesarse o al menos hervirse lo suficiente como para garantizar que la temperatura ha llegado a todo el volumen (que suba tres veces). También la leche para la elaboración de esos quesos frescos debe ser tratada.

La brucela puede producir la fiebre de Malta, que también se llama fiebre intermitente. Es más frecuente en hombres que en mujeres, pero no porque la bacteria tenga preferencia por sexos, sino por la ocupación: hay más varones dedicados al ganado y al pastoreo. La entrada de la brucela suele ser por vía digestiva, por consumo de leche sin tratamiento previo, carne poco cocida e incluso agua.

Cuando llegan las brucelas lo primero que buscan es situarse en el lugar que para ellas resulta más seguro, que son los ganglios linfáticos. Después, pasan a la sangre y al sistema linfático produciendo una infección aguda. Y a partir de ese momento, las brucelas van a tener preferencia por unos órganos determinados: hígado, bazo y medula ósea. Y de ahí van brotando brucelas y más brucelas.

Tiene un periodo de incubación de diez a veinte días. Y una cosa debe tenerse en cuenta: sus síntomas y sus manifestaciones pueden ser tantas y tan distintas que no podrían citarse todas. Puede haber manifestaciones agudas o cursar de manera insidiosa, lenta, con fiebre, cansancio o falta de apetito.

Normas de la OMS

Desde su sede de Ginebra, la Organización Mundial de la Salud ha brindado unas normas para una preparación sana de los alimentos.

1. Elija alimentos que hayan sido tratados para asegurar su inocuidad. Mientras algunos alimentos son mejores en estado natural, otros tienen que haber sido tratados. Por ejemplo, la leche debe ser siempre pasteurizada, mientras que las aves de corral deben ser frescas o congeladas pero tratadas con rayos ionizantes, Los alimentos que se consumen crudos, como las ensaladas, deben lavarse varias veces.

2. Cocer los alimentos suficientemente. Los alimentos como las aves de granja, la carne y la leche no pasteurizada tienen gran tendencia a captar gérmenes patógenos. Una buena cocción —al menos a setenta grados— puede matar todas las bacterias. La carne y el pescado congelados deben descongelarse antes de cocinarse.

3. Consumir los alimentos inmediatamente después de cocinarlos. Mientras los alimentos se enfrían a la temperatura ambiente, los microbios proliferan. Cuanto más esperen, mayor es el riesgo.

4. Conservar los alimentos cocinados con cuidado. Los alimentos deben conservarse a temperatura muy alta (sesenta grados) o muy baja (diez bajo cero). Esta es la regla capital cuando se conservan los alimentos más de cuatro o cinco horas. No hay que meter muchos alimentos cocinados en la nevera ya que si hay abundancia impide que puedan enfriar lo suficiente. Aunque la temperatura media sea baja, la proliferación de microbios es todavía posible.

5. Recalentar bien los alimentos ya cocinados. Es la mejor protección contra los microbios que se desarrollan durante la conservación. La temperatura debe rondar los setenta grados.

6. Evitar el contacto entre alimentos crudos y cocinados. Un plato ya cocinado puede ser contaminado por un alimento crudo. La contaminación puede producirse directamente cuando una carne, por ejemplo, entra en contacto con unas verduras frescas mal lavadas. Por lo mismo, hay que evitar usar un mismo cuchillo o una misma tabla para alimentos crudos y cocinados sucesivamente.

7. Lavarse frecuentemente las manos. Antes de empezar a cocinar y después de cada interrupción, sobre todo, si va al baño. Después de manipular los alimentos crudos, como el pescado o la carne, lavarse las manos antes de tocar otras comidas. También los animales domésticos —perros, pájaros— pueden ser portadores de gérmenes peligrosos que transmiten a personas y de ahí a los alimentos.

8. Tener cuidado con todas las superficies de la cocina con propiedades absorbentes. Los alimentos se contaminan tan fácilmente que todas las superficies donde se van a preparar deben estar perfectamente limpias. Los paños de cocina deben estar continuamente limpios y hervirse regularmente para aniquilar a los posibles microbios.

9. Proteger los alimentos de insectos, roedores y otros animales. Los animales son portadores de gérmenes patógenos responsables de muchas enfermedades de origen alimenticio. La mejor protección consiste en mantener los alimentos en recipientes bien cerrados.

10. Utilizar agua pura. El agua pura es tan importante para la preparación de los alimentos como para beber. En caso de hacer helados, por ejemplo, hervir el agua antes de utilizarla.

LIFTING

Aunque el término lifting se ha hecho sumamente popular se trata del estiramiento de la piel para devolver una cierta tersura a la imagen.

Como toda intervención los riesgos son posibles, pero muy poco probables. Los cirujanos dicen que el mayor riesgo está en la idea que el paciente se había hecho de cómo iba a quedar. Se gustan menos de lo que suponían. Por eso resultan imprescindibles las conversaciones previas entre paciente y cirujano.

Calcular cuántos años se puede quitar de encima o saber la duración del efecto del «estirado» es imposible. Nada es eterno y, naturalmente, las arrugas volverán a aparecer. Pero suele haber un equívoco. La persona que se opera no va acumulando la vejez para mostrarla después toda junta. Quien se opera tiene que partir de esa «nueva edad aparente» para volver a envejecer.

Ni sol, ni tabaco

Las primeras arrugas notables son las patas de gallo. Pero quizá lo más visible es que la frente se empieza a partir en dos, con una raya horizontal marcada. Las mejillas se descuelgan forzando mucho más esa marca que va de la nariz a los lados de la boca. Y el labio superior muestra su «código de barras» en forma de arrugas verticales, y más si es fumador. La nicotina tiene una influencia negativa en la circulación superficial, especialmente de la cara.

Un problema serio es la piel de quien ha tomado mucho sol. Porque se ponen morenos o morenas, menos en los pliegues de la arruga, de manera que si se estira, se va a notar siempre. Por eso también deben advertirlo.

La operación

En Estados Unidos se realiza casi siempre con anestesia local. Aquí también se recurre a ella, previa sedación. Pacientes excesivamente temerosos o nerviosos pueden recurrir a la anestesia general. En ese caso, como no se necesita un alto nivel de anestesia, el riesgo también es menor.

Aunque pueda parecer extraño, lo primero que va a ver el paciente es cómo un auxiliar afeitará una determinada franja del pelo —que no se va a ver—, o bien peinará de una forma específica a la paciente, haciéndole pequeñas y muy ajustadas coletitas. Se trata de dejar el campo libre al cirujano.

Aunque cada cirujano puede tener su sistema, lo normal es empezar por los párpados. Y poniendo sobre los ojos gasas húmedas con suero helado para que la inflamación sea lo menor posible. Después, desde el pelo, se accede a las mejillas y cuello.

Según qué técnica se emplee puede estirarse y tensarse la piel; o se recurre a un estiramiento muscular o incluso a separar los músculos del hueso, lo que se llama lifting subperióstico.

No se ha inventado aún la goma de borrar cicatrices. La cicatriz va a estar pero será prácticamente invisible. La cicatriz de una intervención de este tipo, parte del pelo, baja por la patilla, pasa justo por delante de la oreja, da la vuelta al lóbulo y vuelve a subir por detrás del oído, buscando los pliegues que la disimulen, hasta perderse nuevamente en el pelo. La cicatriz evidente está solo por delante de la oreja, cicatriz mínima, y que la patilla puede disimular.

Lo que debe hacer

• El cirujano le explicará todo esto. **La cabecera de la cama debe estar más alta** que el resto y las compresas frías o el gel helado van a ser de mucho uso para ayudar a que **no haya un exceso de inflamación o de hematomas.**

• Hay quien hace **vendajes compresivos** para evitar precisamente eso.

• Puede tomar **analgésicos** y en muchos casos puede ir a su casa al día siguiente.

• Los especialistas dicen que se **pregunten todas las dudas,** que prefieren veinte llamadas por cosas sin importancia, que una seria cuando ya es tarde para remediarlo.

• Se puede duchar **sin mojarse la cabeza.**

• La inflamación y el color morado de ojos, mejillas y cuello es absolutamente normal. Hay cosas de la vida diaria que debe cuidar, puesto que lo ideal es **mantener el cuello estirado**. Por eso debe hacer las cosas en mesas bajitas para doblar la espalda y no caer en la tentación de doblar el cuello.

Si usted quiere ocultar a alguien su operación, deberá tardar por lo menos tres semanas en aparecer ante esa persona.

LIGADURA DE TROMPAS

Se llama ligadura a todo elemento que sirve para cegar un vaso o estrangular cualquier conducto. Por extensión, cuando se habla de ligadura, sin más, se refiere a la de trompas.

Se basa en cortar, en estrangular las trompas de Falopio. Se llama también ligadura tubárica. Se seccionan los tubos –trompas– que van desde el útero a cada uno de los ovarios. Así, el óvulo expulsado por el ovario no puede llegar a la cavidad uterina. Del mismo modo los espermatozoides en caso de contacto sexual no pueden llegar por las trompas a la localización del ovulo. Se hace imposible la fecundación.

La operación es segura y no tiene efectos secundarios. Normalmente se realiza con laparoscopia, a través de una pequeña incisión en el abdomen. Es una operación ya generalizada e indicada cuando se ha tenido que practicar más de una cesárea.

LIPOSUCCIÓN

La liposucción es la intervención quirúrgica para eliminar grasa del cuerpo. Debe decirse cuanto antes que no se trata de una operación milagrosa ni sustituye a una dieta. Tiene sus ventajas, sin duda; puede ser útil, sin duda; pero tiene sus riesgos y sus limitaciones. Por ejemplo, uno de los condicionamientos es la edad. Hay que tener en cuenta que es como si se vaciara una bolsa; si la parte de fuera de esa bolsa que contiene grasa —la piel— es joven y elástica, no hay problema. En principio, no sería aconsejable someter a una persona de más de 45-50 años a una intervención de este tipo.

Otro problema deriva de la distribución de la grasa. Una obesidad general no puede corregirse con una succión local. La intervención está bien para quien tiene un acumulo concreto de grasa. Es para esas personas que dicen «me pongo a dieta y adelgazo de todo, menos de aquí». Pues bien, puede ser útil para corregir ese «aquí».

El candidato ideal sería una persona joven, no obesa, pero que sí tiene zonas grasas, que pueden ser rodillas, muslos, caderas o trasero.

Para corregir pequeños defectos, la cirugía plástica dispone también de liposucciones «menores» podríamos decir. Para eliminar la papada, por ejemplo, o para alguna operación de mama.

La caída de la tensión

Se dijo que uno de los riesgos es la caída de tensión que se provocaba. Debe decirse que en manos expertas todo eso está prácticamente resuelto. Pero en manos expertas. Hoy proliferan centros que ofrecen de todo y a buenos precios, y quizá sin la garantía suficiente. El problema de la tensión lo tienen muy estudiado. Cuando el cirujano calcula que va a extraer una cantidad de grasa notable —más de dos kilos, por ejemplo— suele recurrirse a la autotransfusión; es decir, con la adecuada antelación se le extrae al paciente la sangre que se supone va a necesitar. Se le dejan los días necesarios para que regenere esa sangre y durante la operación se le transfunde la sangre que se le había extraído. Es decir, se repone su propia sangre.

La anestesia. Otra de las preocupaciones es la anestesia. Puede ser local, según el acumulo de grasa. Pero normalmente se tiende a la general. Si es cuestión de muslos, trasero, etc. se puede recurrir a la anestesia epidural. Si es una zona pequeña incluso puede hacerse sin anestesia, solo con hipotermia, es decir, bolsas de hielo colocadas algún tiempo antes sobre la zona. La anestesia depende de la extensión de la intervención.

La intervención

Imaginemos un flan. Se introduce por la base del flan una serie de tubitos pequeños —microcánulas— en forma de abanico. Y se aspira. Luego, en perpendicular a esa primera incisión, se hace otra, se introducen los tubitos en abanico y vuelve a aspirar. ¿Qué ocurre? Pues que le quita consistencia al flan, le quita base y el flan, sin romperse, pierde altura.

Otra técnica, además de entrecruzar los tubitos y los túneles aspirados, se basa en hacer túneles en distintas alturas, como si el flan lo dividiéramos en pisos.

En el postoperatorio puede haber dolor y el paciente debe saberlo. Tendrá que llevar un vendaje apretado con una faja o con cinta adhesiva. Naturalmente pueden —y de hecho salen— hematomas. La razón es muy sencilla. Esos túneles, que se han ahuecado, se van a rellenar en parte con sangre a pesar de que nada más hacerlos se van a comprimir con venda o faja. La faja bastante apretada también sirve para evitar sangre coagulada en esos túneles y para que la piel vaya adaptándose a su nueva posición

¿Volverá a engordar?

Depende de lo que coma. Debe saber que el efecto de la liposucción es para siempre, porque lo que se ha extraído con la grasa son las células en donde la grasa se instala. Es decir: esas células ya no van a llenarse más de grasa. Pero las de al lado, sí.

LUMBAGO

Lo podemos traducir por ese dolor agudo —punzada permanente— que se instala de pronto en la espalda, a la altura de los riñones. La sensación es tan dolorosa que se tiende a la inmovilidad por miedo a la puñalada del dolor. Si ese dolor se extiende por la pierna, ya solemos llamarlo ciática. Pero si se queda ahí, (sí, ahí, donde los riñones) entonces ya hablamos de lumbago.

Tienen distinta localización: la ciática recorre el nervio ciático. La palabra lumbago quiere decir que hay un dolor en la zona lumbar. Y es algo que afecta a ochenta de cada cien personas que hayan cumplido los treinta años. Solamente los niños pequeños están libres de él. Tan frecuente es que entre los ortopedas y traumatólogos circula ese dicho de que para tener lumbago solo hace falta una cosa: tener espalda.

Casi siempre tiene el mismo origen: el disco que sirve de almohadilla entre dos vértebras lumbares se lesiona. Entonces una parte de él se sale de su sitio, hace una protusión, un pequeño abultamiento. Ese bulto presiona el paquete de nervios que va por la espina dorsal, y de ahí el dolor (hablamos de protusión para distinguirlo de la hernia discal, que es no el abultamiento, sino la salida mayor de una masa de disco).

Lo que debe hacer

• Los remedios de urgencia suelen dar resultado. Normalmente, **analgésicos, antiinflamatorios y reposo consiguen la reducción del dolor agudo.** En cualquier caso, el dolor va remitiendo. Aunque, como dicen los especialistas, en este tipo de lesiones tan importante como eliminar el dolor inicial es prevenir para que no se vuelva a producir.

• Debemos ser conscientes de que la espalda no es una grúa: para recoger cosas del suelo o levantar pesos, deben **flexionarse las piernas, no encorvar la espalda.** Y otros detalles: los fregaderos deberían ser un poquito más altos para que no haya que flexionar la espalda mientras se utilizan. Los mangos de escobas y fregonas suelen obligar a curvaturas de espalda.

• Y con mucha frecuencia, los **respaldos de las sillas de trabajo son un adorno y no sirven para el descanso de la columna.** Deberían tener un abultamiento a la altura de los riñones para que estos no quedaran al aire y se pudieran apoyar.

LUXACIÓN (dislocación)

Consiste en la separación de los huesos que forman parte de la articulación. En otros términos, la luxación ocurre cuando un hueso se sale de su sitio.

Por eso, en teoría, cualquier hueso puede dislocarse, aunque hay algunas articulaciones que resultan más vulnerables porque están más expuestas o simplemente porque tienen una constitución anatómica muy singular, como es el caso del hombro. Recuerde que es la articulación de mayor recorrido de nuestro cuerpo. En el hombro, la esfera del hueso del brazo, que es el húmero, se debe adaptar al hueco del omóplato, pero sin quedar cerrada dentro. La cavidad solo es capaz de abarcar la tercera parte de la superficie de la esfera. Es, evidentemente, muy poca sujeción; por eso tiene que disponer de numerosos y fuertes ligamentos, sumamente elásticos. Porque se trata de que los huesos estén en contacto pero que no impidan la gran movilidad que tiene. Por eso es una de las más fácilmente luxables, bien por algún problema congénito, o bien por causas traumáticas.

El problema es que tras la luxación de hombro, queda debilitada la sujeción de los ligamentos y a partir de ese momento es muchísimo más fácil dislocarse nuevamente la articulación. Basta un mal movimiento, un ligero golpe. Todas las articulaciones pueden dislocarse. La de rodilla es menos frecuente, pero también es mucho más grave que la del hombro.

Causas. La primera son los traumatismos, concretamente, los producidos por accidentes de tráfico originan muchas luxaciones de cadera.

El impacto obliga al choque de las rodillas con el salpicadero. El hueso del muslo, el fémur, es empujado hacia atrás y se sale de la cavidad en la que se articula.

Las más frecuentes. Cada deporte, tiene su luxación como consecuencia de una actividad sobre una articulación determinada. En deportes como baloncesto o balonmano es precisamente la de los dedos de la mano. El esquí, el fútbol o el tenis, aparte de otros posibles traumatismos, conllevan una gran facilidad para la luxación del tobillo. Los dedos de los pies y los codos son las posibles luxaciones de quienes practican, con fuerza, las artes marciales. En paracaidismo o en saltos, la cadera, la rodilla y el tobillo son las articulaciones más expuestas.

Pero hay otra luxación curiosísima, un bostezo muy amplio o una carcajada, pueden forzar la articulación de la mandíbula y desencajarla. Es relativamente frecuente y mal conocida. No puede volver a cerrarse la boca, salvo que haya ayuda profesional.

Un caso particular es la llamada congénita de cadera. Es la dislocación en el recién nacido del trocanter de la cadera. Puede provenir de una mala posición del feto dentro del útero, por lo que los controles periódicos durante el embarazo pueden ya avisar de un posible riesgo. Los exámenes tras el parto y primeros días de vida permiten la detección perfecta de la luxación.

Lo que debe hacer

• Ante un hueso dislocado, lo primero que debe hacer es ponerlo otra vez en su sitio. Y eso implica una serie de **maniobras delicadas que tiene que hacer un profesional.** No se puede olvidar que alrededor del hueso que está fuera de su sitio, hay venas, arterias, y nervios que pueden verse dañados por una mala maniobra.

• Acuda a un **centro sanitario.**

MARCAPASOS

Si el impulso eléctrico del corazón no es suficiente para que cumpla correctamente su función se recomienda la instalación de un marcapasos.

Conviene recordar que el movimiento de nuestro corazón está regido por unos estímulos eléctricos que nacen en una de sus cavidades (en la aurícula derecha) y en un punto que se llama nódulo sinusal. De ahí surge el impulso que pasa a todo el corazón y entonces se mueve. Es lo que da al corazón su ritmo. Pero hay veces que ese ritmo se altera, que algo falla y empieza a tener altibajos. El nódulo de donde parte el estímulo eléctrico funciona mal. Y puede aumentar la frecuencia del pulso o, como es más normal, disminuirla. Es posible que el centro de los impulsos funcione bien, pero que falle la transmisión a todo el corazón. Es cuando aparece un bloqueo cardiaco. Arritmia y bloqueo son las consecuencias de ese fallo que, si es pasajero y episódico, no tiene mayor importancia. Pero puede ser grande o demasiado frecuente y originar pérdidas de consciencia o mareos. Un corazón que late poco no cumple su misión y si se plantea cualquier situación de esfuerzo, no podrá superarla. Es cuando se precisa un marcapasos.

Se trata de un mínimo aparato que le da al corazón el impulso inicial para que reanude su ritmo normal. Son impulsos eléctricos generados por una pila y que llegan al corazón a través de un cable. Dispone de un complejo mecanismo para regular, según las necesidades, la velocidad de ese impulso.

Suele creerse que la pila es la que obliga a latir al corazón y la que da fuerza para contraerse. No es así. El marcapasos cumple la función de regular el número de pulsaciones, pero no actúa sobre la contracción.

La implantación es muy sencilla. Se hace una pequeña incisión y a través de rayos X se dirige el cable que ha de instalarse en el corazón. Después la pila, el aparatito en sí, se implanta bajo la piel. Normalmente, se hace a la altura de la clavícula o en el abdomen.

Suele creerse que tras la implantación de un marcapasos, uno es ya un inválido. Todo lo contrario. Podrá hacer cosas que antes, por su fallo cardiaco, no podía.

El temor inicial que suelen tener los portadores es si falla la pila. No ocurrirá, porque están comprobadísimos, pero en el peor de los casos, se encontraría como antes de la implantación. Si ocurriera, cosa prácticamente imposible, debe ponerse en contacto con su médico. En cuanto al agotamiento de la pila, tiene suficientes indicadores como para saber cuánto queda. El cambio suele hacerse con anestesia local: se abre el aparato, se cambia la batería y nada más. No hay que tocar el cable ni volver a llegar al corazón.

Hay varios tipos de marcapasos sin que se pueda decir que uno es mejor que otro. El cardiólogo aconsejará cual es el adecuado para cada caso. Puede hacerse una vida completamente normal. Puede viajar en avión y pasar todo tipo de control. Pero debe advertirse porque el marcapasos hará sonar la alarma.

Precauciones

Debe ser consciente de que lleva en su interior un aparato eléctrico, por tanto, si va a sufrir alguna intervención quirúrgica, debe saberlo el cirujano ante el uso de bisturí eléctrico. Tampoco podrá seguir un tratamiento de rehabilitación con corrientes. Y no debe hacer deportes muy violentos, como boxeo o rugby.

No debe acercarse a un microondas que esté funcionando. Y recuerde que cuando los detectores de metales pueden alterar el funcionamiento del marcapasos suele estar advertido con un indicador. Téngalo presente.

MAREOS

El nombre científico del mareo es *cinetosis* ya que está producido por el movimiento (*kinesis* = movimiento). Se llamó *nausea maris* porque el hombre empezó a sentirla cuando navegaba. De ahí la palabra mareo, aunque hoy haya mareos que nada tienen que ver con el mar. Por eso, y buscando su origen, los técnicos prefieren hablar de cinetosis, es decir, del trastorno causado por el movimiento.

Los síntomas son fáciles de describir. No hay más que mirar a una víctima del mareo: palidez, sudor frío, ansiedad, respiración acelerada, debilidad de pulso, náuseas, vómitos y postración física. Tiene además otras alteraciones y según los técnicos, es lo más parecido a la intoxicación por tabaco. Por eso el primer pitillo produce todos esos síntomas desagradabilísimos que calificábamos de mareo.

Todo radica en el equilibrio. Nosotros, los seres humanos caminamos y somos conscientes de nuestra posición porque disponemos de tres controles perfectos. Por un lado, del sistema vestibular. Por otro, los órganos de la visión que nos informan de nuestra posición. Y por último, el sistema que, coordinado, nos indica cual es nuestra posición en la tierra. Hacia la derecha, la izquierda, subido en una escalera o en la bodega de un barco. Para tener equilibrio es necesario la coordinación de los tres sistemas.

El oído no solo sirve para oír. Dispone de unos líquidos y unas células que son como pelillos que nos informan del movimiento. Nos ponemos de pie, por ejemplo y ellas son las que nos transmiten la información de que estamos de pie, de que tengamos la sensación correcta de que estamos erguidos.

Cuando el cuerpo se mueve para un lado, el líquido humedece, por decirlo así, los pelillos de un lado. Esa sensación se transmite al cerebro. Y el cerebro da las órdenes para que los músculos y el cuerpo adopten la postura necesaria para guardar el equilibrio.

El cerebro compensa el movimiento gracias al control que tiene sobre el movimiento. Si los movimientos son muchos, nuestro sistema de control envía al cerebro avisos y más avisos. Incluso, avisos contradictorios. El cerebro actúa. Hasta que no sabe si las informaciones que recibe son las correctas. Surge entonces la primera sensación de mareo, la desorientación de nuestra posición con la tierra. Es todo lo de alrededor lo que se mueve. Poco después y ante la insistencia de informaciones erróneas surge la irritación vestibular que está directamente relacionada con la producción de náuseas y vómitos. Tiene tanta relación con los canales semicirculares del oído que, por ejemplo, los sordomudos no se marean nunca.

Viajes con niños

Viajar con niños obliga a tomar precauciones especiales contra el mareo. Ellos se marean más porque no tienen referencias lejanas. Se ha hecho ya la comprobación: cuando un bebé va en su silla de seguridad, más alto, y viendo a través de la ventanilla, se marea menos. En los asientos traseros, como no se tiene mirada al horizonte, el mareo se produce con más frecuencia. Por eso, el remedio es procurar que puedan tener una visión lejana. Muchas veces no es posible, así que media hora antes, se le puede administrar la medicación adecuada.

• Que la **comida sea ligera.**

• **No se debe leer ni fijar la vista en un objeto cercano.** Intente establecer juegos de palabras.

• Mantenga el **coche ventilado y fresco.** Evite acelerones y giros bruscos. Y haga un **descanso cada cierto tiempo.**

Marearse en barco o avión. El mareo en barco muchas veces es inevitable. Recuérdese que mareo, viene de mar. El consejo tanto en barco como en avión es tratar de mover el cuerpo acompasado al movimiento del vehículo. No siempre es posible. Si se es propenso, se deben tomar precauciones medicamentosas.

Tomar el aire en la cubierta del barco, alivia los síntomas. Y también fijar la mirada en un punto lejano que no sea susceptible de variar con el movimiento.

En el avión, cuanto más delante esté su asiento, menos movimiento notará y, por tanto, menor riesgo de mareo.

Durante los vuelos largos, piense que la digestión es más lenta; eso no quiere decir que no coma. Tanto en el avión como en el barco debe comer algo ligero, y a ser posible con hidratos de carbono para proporcionarle los azúcares necesarios.

Lo que debe hacer

• No es mal sistema preventivo, primero, **olvidarse del mareo. No pensar en él.**

• Después, eso de **fijar la vista en la distancia** puede ayudar, ya que no hay una percepción visual de movimiento. Por lo mismo, no debe de leer.

• Visto el origen, cualquier sedante del sistema vegetativo puede ser útil. Pero no hay por que recurrir a pastillas. **La vitamina B6, por ejemplo, puede ser suficiente.** Coma cereales, levadura, germen de trigo...

• En los viajes en coche es posible que la **electricidad estática ayude al mareo.** La desviación de esa electricidad es sencilla.

• **El ruido excesivo** también puede originar un mareo. Tanto por intensidad como por duración. Las frecuencias altas son más significativas.

• También hay una serie de medicamentos que pueden producir mareos. De ahí que haya que **leer siempre los efectos secundarios.**

• Hay un tipo de mareo que es el de la visión de lo desagradable. Por ejemplo, cuando se ve sangre. **No es un mareo propiamente dicho sino que el susto disminuye el riego del cerebro.** Basta tumbarse o sentarse y bajar la cabeza lo más posible para que el riego se restablezca y el mareo se pase.

MENISCO

Es la lesión más frecuente entre los deportistas. Y es o porque se rompe o porque se desplaza. El menisco es un cartílago que actúa como amortiguador en las articulaciones, especialmente en la rodilla. Tiene forma de media luna (que eso significa menisco) y es cóncavo por una cara y convexo por otra. En cada rodilla tenemos dos, uno interno y otro externo. Cuando se lesiona, el juego articular, sin la almohadilla del menisco, se hace doloroso y en muchos casos impide estirar la pierna.

Lo que debe hacer

• No se debe descuidar pues **puede acabar produciendo una artrosis de rodilla** con lo que se instalara un dolor casi permanente. También es posible que momentáneamente mejore, pero acabará apareciendo la lesión. Debe **consultarse al traumatólogo** que seguramente recomendará una intervención quirúrgica. Hoy es muy sencilla y se hace a través de una mínima incisión

MIEDO INFANTIL

—Papá, ¿a que tú no te vas a morir?

Muchas madres, muchos padres, han oído esa pregunta de sus hijos cuando apenas contaban siete años. Y es que los miedos tienen su edad. Es cuando empiezan a tener una vaga idea de la muerte y ese temor inunda en algunos momentos toda su mente y la viste de angustia. Temen que sus padres se mueran. O temen, muchísimo, a los ladrones. Todo ello por la misma idea: los ladrones y la agresión se identifican con la muerte en cientos de películas de la televisión. En esos casos, debemos tranquilizarles. Nunca reírnos de ellos. Hay que procurar que sepan que los padres están cerca, que no pasa nada. También es en esa época cuando empieza el miedo a la oscuridad. Y en este sentido, no puede obviarse que el miedo es una conducta aprendida. Algo se les ha dicho que les hace identificar lo oscuro con algo digno de temor. Lo mejor es acompañarlos e irles demostrando que no hay nada que pueda realmente causarle ni daño ni temor. «¿Ves? No tienes por qué tener miedo. No hay nada, no hay nadie». Acompañarle, ir con él hacia donde teme para que vea que no existe fundamento para asustarse.

¿Y qué hacer si su hijo se quiere quedar con la luz encendida? Simplemente, dejarla encendida. Pero ayúdele a superar ese miedo. Instale en su habitación una luz piloto. Y si viene hacia usted corriendo y llorando porque ha visto a un hombre de negro, tómelo en brazos y vaya con él a la habitación. Demuéstrele que no hay tal hombre de negro. Pero en ningún caso se ría de él o lo ridiculice. Le puede parecer una traición.

Las pesadillas se manifiestan en edades más tempranas y suelen avisar con un llanto angustioso en pleno sueño. Es la elaboración inconsciente de alguna angustia que el niño guarda. Desde la bruja de Blancanieves, por ejemplo, al lobo de Caperucita, son personajes cuya crueldad —que la tiene, y mucha— el niño asimila y a su manera, elabora. El niño se despierta amedrentado, lloroso. No sabe muy bien por qué y lo explica con medias palabras o de manera inconexa. La única opción para los padres es dar la mayor tranquilidad. Y nunca ridiculizarle ni decirle que todo es mentira, que es una forma de dejarle en esa situación grotesca de la que hay que huir. Comprensión, sobre todo, acariciarle y comprobar cómo en un mínimo de tiempo se vuelven a dormir.

Más alarma pueden producir en los padres los terrores nocturnos. Porque el niño despierta aterrorizado, como sonámbulo, pero sin tener conciencia de lo que ha ocurrido y ni siquiera sabe por qué. Quizá pueda relatar que se caía desde la terraza. Pero dudará.

En cuanto pasa, el niño da media vuelta y vuelve a su sueño normal. Al día siguiente no recordará absolutamente nada. Ese es un detalle que no se da en la pesadilla, de la que el niño recuerda por lo menos que algo ocurrió, que soñó algo desagradable, aunque a la hora de contarlo se encuentre con la falta de coherencia de los escenarios o de los hechos.

Es curioso también anotar que hay épocas en que se producen con más frecuencia. Y son precisamente en las que el niño puede estar sometido a mayor estrés, como al comienzo del curso, a la vuelta de vacaciones, o si hay problemas entre hermanos.

Si se repiten con frecuencia es el momento de consultar —sin dramatismos— a un especialista.

MIGRAÑA

Se define como una afección crónica y episódica que se caracteriza por una sensibilidad especial al dolor de cabeza. Tiene dos características llamativas: el dolor es pulsátil, y duele una parte de la cabeza (de ahí que hemi—cranea, como también se llama, signifique media cabeza). Va acompañada de náuseas o vómitos y de una sensibilidad especial al ruido y a la luz. Es la enfermedad neurológica más frecuente en los países desarrollados.

Se considera incapacitante y pese a ello, la gran mayoría de quienes la padecen consideran que tienen una información insuficiente sobre la enfermedad. La cuarta parte de los pacientes no ha ido nunca al médico por su migraña. Y otro dato relevante es que es una de las enfermedades que mayor autoconsumo de fármacos provoca.

Según el Dr. Titus Albareda, una de las autoridades de nuestra neurología, «si suponemos que uno de estos pacientes tiene tres crisis al mes, lo cual no es nada raro; que le dura cada una unos tres días, en los que está incapacitado para trabajar, son nueve días al mes, más de cien días al año. En diez años, son mil días... O sea, que las crisis de migraña pueden representar tres años enteros perdidos en la vida de una persona, que además está sufriendo».

Se calcula que aproximadamente la cuarta parte de la población tiene crisis migrañosas. De ese grupo, el 17% son mujeres y el 8% varones. El problema grave es que durante mucho tiempo a este dolor de cabeza pulsátil y a veces insoportable, se le ha llamado la «cenicienta de la neurología». Se consideraba un mal menor, porque no comprometía la vida, aunque le restara periódicamente buena parte de su calidad.

No se conoce su causa primaria. Se relaciona con algún gen del cromosoma 19, con el estrés, con las hormonas, con algún factor dietético y hasta con la herencia. Posiblemente sea una mezcla de varias de ellas, pero se ignora la causa real. Lo que si se sabe es que se produce una inflamación de los pequeños vasos craneales, al parecer por un descenso de la serotonina, y aparece la crisis de jaqueca. Pero este es el mecanismo, no la causa. Por eso las investigaciones más recientes tratan de actuar precisamente ahí, para abortar el proceso jaquecoso.

Síntomas

El primero y principal es un dolor de cabeza invalidante. En el 90% de casos surgen también náuseas, y prácticamente en la mitad, vómitos. La intolerancia a la luz aparece entre el 45 y el 95% de los casos y la intolerancia al sonido, entre el 61 y el 98%.

Factores desencadenantes. Quizá el más frecuente sea el estrés emocional prolongado; pero los expertos hablan de factores acumulativos y se citan ciertos alimentos como chocolate, cítricos, queso y algunos azúcares; el alcohol, y, sobre todo, el vino tinto; un exceso de café o la privación el café si se está habituado; la menstruación y en algunos casos, los anticonceptivos orales. También influye si hay estrés emocional, ansiedad, depresión, excitación y estrés físico (viajes, exceso de ejercicio, fatiga, exceso o déficit de sueño, ayuno, etc.). Y estímulos externos (cambios climáticos, baños muy calientes, olores muy intensos, luces parpadeantes o deslumbrantes, ruidos o ver la televisión durante mucho tiempo).

Atención: La utilización crónica y excesiva de calmantes para controlar el dolor de cabeza produce por sí misma un tipo de cefalea que es una de las variedades más frecuentes: la cefalea por abuso de analgésicos. Una historia típica de este problema comenzaría con cefaleas episódicas que se tratan con analgésicos u otros medicamentos. Con el paso del tiempo, los episodios se vuelven más frecuentes y la toma de analgésicos también; hasta que tanto el dolor como fármacos pasan a ser elementos diarios en la vida del paciente. Una característica común es que se suelen tomar medicamentos con carácter preventivo.

Para hablar de «abuso de medicamentos» se cita la toma regular de analgésicos básicos quince días al mes o más; o de otro tipo al menos más de diez días al mes. Las cefaleas por abuso de analgésicos afectan por lo menos a un 3% de la población especialmente mujeres.

Lo que debe hacer

- El primer punto es **tomarse en serio el dolor de cabeza,** es decir, reconocer que es un problema y acudir al médico en busca, primero, de un diagnóstico correcto y segundo de un tratamiento adecuado. Por supuesto, el paciente **debe cumplir escrupulosamente el tratamiento prescrito** y debe tener un seguimiento médico para analizar el resultado.
- Hoy ya se dispone de **fármacos eficaces** que pueden frenar la migraña cuando aparecen los primeros síntomas. ***(VER DOLOR DE CABEZA).***

MOSCAS Y BACTERIAS

Cada vez que vemos canapés o alimentos expuestos que pueden ser picoteados por moscas deberíamos elevar nuestra más enérgica protesta. Piense, cuando vea una mosca cerca de un alimento, ¿de dónde viene?, ¿dónde acaba de estar posada?, puede transportar gérmenes? Sí, y muchos.

Cada mosca puede transportar solo en las patas, cuatro millones de bacterias. y en su tubo digestivo, más de veintiocho millones. total, que esa mosca que creemos inocente, puede ser una auténtica bomba de microorganismos patógenos, que está depositando ahí, en ese trocito de tortilla.

No les prestamos atención. Porque el hecho de que ellas ya no sean las culpables de aquellas grandes epidemias de la historia, nos ha hecho bajar la guardia. Sin embargo, debemos saber que ya hay moscas resistentes a los insecticidas. Y que nos tienen declarada una guerra que nosotros pasamos por alto.

Tienen predilección por las zonas iluminadas de la vivienda. En las zonas rurales se las ve siempre alrededor de las bombillas. Viven entre dos y cuatro semanas y algo más durante el verano. Su multiplicación es enorme. Cinco generaciones pueden formar una colonia de treinta y ocho millones de descendientes en muy poco tiempo.

NARIZ OBSTRUIDA

Por distintos juegos, es posible que el niño se meta en la nariz o en el oído cualquier cosa. Desde hilos, hasta papeles. Incluso —y cuidado con este accidente— alguna semilla, pipa de girasol, o una alubia o un garbanzo. Cuidado porque a veces la humedad hace que esa legumbre o esa semilla se hinche y sea entonces mucho más difícil de sacar.

Lo que debe hacer

- Si cualquier cuerpo extraño se aloja en la nariz, **tape la fosa nasal que tiene libre e intente expulsar aire con toda la fuerza posible** por la fosa tapada. Como si se sonara con fuerza.
- Si no sale, **puede intentar extraerlo, pero solo si lo ve.** Si no lo ve, no intente sacarlo a ciegas. La nariz es una zona muy irrigada con muchos vasos sanguíneos muy superficiales y el menor roce puede causar una hemorragia, lo que sin duda añadiría más ansiedad.
- **Acuda a un centro sanitario** donde con buena luz y los instrumentos adecuados resolverán el problema.

N

OÍDO OBSTRUIDO

No es un accidente tan raro, sobre todo cuando hablamos de niños pequeños. Si lo que se ha metido es un bicho, un insecto cualquiera, puede ponerse en el oído un algodón con éter o con aceite, lo que acabará matándolo en poco tiempo. Si lo que se ha metido es una semilla, tenga en cuenta que con la humedad se puede hinchar y dificultar enormemente la extracción. Cuanto antes se pueda, ponga un algodón con alcohol porque el alcohol hará que se reduzca el tamaño.

Si el objeto se puede ver, puede extraerse con unas pinzas muy finas pero no use nunca palillos o alfileres porque puede dañar, además del oído, el tímpano.

Nunca eche agua al oído

- **Si el objeto no se ve, acuda a un centro médico, no porque el asunto sea grave,** sino porque allí disponen del instrumental necesario para verlo y extraerlo con comodidad.

O

OTITIS

La otitis es una infección del oído que afecta cada año a más de 800.000 españoles de los que, por lo menos, la mitad se sitúan entre los 12 y los 29 años. Tiene, también debe decirse, una importante incidencia entre la población infantil.

Se puede definir como la inflamación del oído. Dependiendo de su localización se habla de otitis externa o media. Y según cómo se presente puede ser aguda o crónica.

En verano es casi siempre externa. Es muy superficial y realmente es más del pabellón auditivo. Su origen puede estar en el cerumen, sobre todo cuando una parte de esa cera protectora se disuelve por la entrada de agua tras un baño prolongado. Si el agua contiene algún tipo de hongo, como puede ocurrir en una piscina sin demasiada higiene, sobreviene la infección. Suele ser la llamada otitis del nadador.

Hongos y bacterias son los causantes, aunque más las bacterias sobre todo en verano porque pueden entrar con el agua en el oído y porque con la temperatura convierten ese agua interna en un espléndido caldo de cultivo bacteriano.

En la mayoría de casos la otitis se sitúa en el oído medio y por regla general se produce por una infección de agentes que llegan desde la garganta hasta el oído, a través de la trompa de Eustaquio.

Puede tener una curación espontánea o progresar y supurar. La infección segrega una sustancia purulenta, y como la salida del oído está guardada por la membrana del tímpano y la trompa de Eustaquio está cerrada por la inflamación, esa sustancia no puede salir. El oído, entonces, se hincha. El líquido acaba rompiendo la membrana y saliendo al exterior.

Fiebre y dolor pronunciado son los síntomas más claros. Debe acudirse a un especialista porque si no se trata bien puede dejar secuelas —zumbido de oídos o sordera—.

Los expertos creen que la otitis irá aumentando en incidencia y constatan que la gran mayoría de pacientes deja el tratamiento cuando ceden los síntomas.

La otitis suele incidir en la calidad de vida del paciente, bien por el dolor, bien por la pérdida de audición, bien por la sensación de oído hinchado.

Lo que debe hacer

• Como es habitual, lo primer que hay que hacer es consultar con el especialista. Normalmente indicará un **antibiótico tópico, en gotas.**

• Evite, como norma general, cualquier humedad en el conducto auditivo. Por tanto, **evite que entre agua.**

• Séquese bien con la toalla: **la humedad puede favorecer la infección de piel y oído.**

• El oído debe limpiarse bien, pero **evite excesivas limpiezas sobre el conducto auditivo.**

• **No rasque el oído con objetos punzantes** y no abuse de torundas de algodón.

ORZUELOS

Alguien definió ese granito en el borde interior del ojo como el «acné del párpado». Nos parece siempre mucho mayor de lo que es y aunque no supone nada grave hay que ser cuidadoso, porque una mala higiene, unas manos sucias, pueden extenderlo a todo el párpado.

Se trata de una infección bacteriana que afecta a los folículos de las pestañas, es decir, a la bolsita donde se implanta el pelo de la pestaña. Por eso, suelen producirse en el borde libre del párpado, una de las zonas donde más glándulas hay. Normalmente, la bacteria que lo produce es la que ataca las glándulas sebáceas.

No todos los orzuelos son iguales. Hay dos grandes grupos. Externos e internos. El externo es el más frecuente. Comienza con dolor, enrojecimiento y una sensibilidad grande a la más mínima presión que se ejerza. Después aparece una pequeña área endurecida y dolorosa, de forma redonda. Progresivamente se tiene la sensación de tener un cuerpo extraño en el interior del ojo. Cuando el desarrollo del orzuelo llega a su final, aparece en el centro una pequeña mancha amarillenta, exponente de la infección. Poco tiempo después, el absceso se rompe, y aparece una secreción de pus y un rápido alivio del dolor.

El interno es algo más serio. Se localiza en el lado conjuntival del párpado y es mucho más doloroso que el otro. Aparece un área endurecida y un área amarilla en el lugar de la glándula afectada. Después se forma un absceso que apunta al lado conjuntival y que raramente lo hace a través de la piel. La rotura espontánea es muy rara en este tipo de orzuelos. El problema es que tiende a hacerse crónico.

Queda un bultito que no se resuelve. No duele, pero es molesto. Cuando se hace crónico se llama chalazión. Normalmente este tipo de orzuelo debe acabar en manos del oftalmólogo para ser abierto.

Los niños

Suele decirse que un niño que no ve bien tiene muchos orzuelos. Y tiene su razón de ser. El niño no suele tener las manos muy limpias. Si padece muchos orzuelos es señal de que el niño se frota los ojos con más frecuencia de la debida. Esa falta de higiene en las manos y la frecuencia de llevarlas a los ojos hace que esta infección sea mucho más frecuente entre los niños que no ven bien.

Lo que debe hacer

- Se suele recomendar **calor para que el proceso se acelere** (madure), a base de compresas calientes y húmedas. Si se hace, deben aplicarse las compresas **durante un cuarto de hora y con intervalos de dos horas.** La verdad es que es una infección benigna que tras una serie de aplicaciones de calor se abre, sale el pus y se cura.
- **No intentar reventarlos.** Es una infección bacteriana muy contagiosa y por tanto no debemos manipular o tocar el párpado porque puede difundirse la infección. También suelen recomendarse **pomadas que hacen la misma función de madurar la zona.** Si después de varios días el orzuelo no se abre, el oculista puede practicar una pequeña incisión para hacer salir el pus.
- **No haga caso de remedios caseros.** La costumbre de comprimir la zona afectada con una llave o un objeto metálico frío, no tiene ninguna base científica. Quizá resulte un poco calmante la sensación de frío, pero no solo no elimina el orzuelo, sino que **puede difundirlo por toda el área.**

PICADURAS Y MORDEDURAS

Avispas y abejorros pueden picar más de una vez. No es cierta la creencia de que pierden el aguijón. La abeja sí lo pierde e incluso la hembra muere tras la picadura. Normalmente producen un dolor intenso y una roncha. Si hay sensibilización puede ser una urgencia por reacción anafiláctica. Debe: Como prevención usar repelentes, no llevar ropa de mucho colorido, ni perfumes fuertes. Si surge la picadura, se impone un lavado intenso de la zona y la extracción del aguijón. Es aconsejable aplicar amoniaco. Si es necesario, utilizar antihistamínicos y algún calmante o analgésico.

• **Las arañas** de nuestro entorno no producen picaduras que comprometan nuestra vida. Su picadura produce escozor y aparecen bultos rojizos que no están separados más de 6 cm. Debe: Lavar la picadura con agua oxigenada (no alcohol, ni amoniaco). Poner calor y tomar algún analgésico si duele mucho.

• **Orugas de mariposa** con pelos urticantes, que provocan urticaria por contacto y originan dermatitis, enrojecimiento, escozor o conjuntivitis. Si se inhalan pueden provocar trastornos respiratorios, alergias, etc. Debe: Extraer los pelos urticantes con telas adhesivas (pegar suavemente un esparadrapo y tirar). Lavar las posibles lesiones con un desinfectante. Aplicar cuanto antes lociones de hiposulfito sódico al 50%.

• **Mosquitos.** Picadura con escozor, a veces con dolor punzante. Puede originar reacción local con fuerte dolor en gente sensibilizada. Debe: Lavar la zona de la picadura, aplicar pomada antialérgica, analgésicos y desinfectantes.

• **Pulgas.** Su picadura produce inflamación y enrojecimiento con infecciones secundarias. Puede provocar reacciones alérgicas. Debe: Lavar y aplicar algún desinfectante. En caso de reacción fuerte, acudir cuanto antes al médico.

• **Larvas y escarabajos.** Pueden morder causando un dolor agudo e irritación durante unos minutos con infecciones secundarias muy localizadas. Debe: Lavar la herida y aplicar algún analgésico.

• **Sapos.** El sapo común puede provocar un contacto con sus toxinas y producir una irritación notable de nariz y ojos. Si por cualquier circunstancia se ingieren las toxinas, pueden surgir náuseas. Debe: Lavar con agua abundante la zona afectada.

• **Culebras.** Pueden morder y originar inflamación y enrojecimiento que desaparece a las pocas horas. Infecciones secundarias. Debe: Lavar con alcohol yodado. Y aplicar un desinfectante no coloreado.

• **Víboras.** Puede morder y ocasionar un dolor agudo en la zona que adquiere color morado, náuseas, sed intensa, agotamiento y enfriamiento de pies y manos. Debe: Tranquilizar a la víctima y tenderla de forma que la zona afectada quede más baja que el resto del cuerpo. Lavar con agua oxigenada. Aplicar una ligadura, no muy fuerte, al miembro afectado y por encima del punto de la mordedura, desatando cada minuto. Darle abundantes bebidas calientes no excitantes. No administrar alcohol ni desinfectantes fuertes. No aplicar calor. No poner torniquete, ni succión del veneno a no ser por una persona especializada. Trasladar a la víctima a un centro sanitario en donde le puedan poner suero antiviperino.

• **Murciélagos y roedores.** Pueden morder y dependiendo de la zona ocasionar más o menos herida. Hay que tener en cuenta que también pueden ser transmisores de enfermedades graves. Debe: Limpiar la herida con agua y desinfectantes adecuados. Acudir a un centro médico ante una posible transmisión de rabia.

• **Medusas, anémonas, etc**. Producen urticaria por contacto. Fuerte escozor y ampollas. Conjuntivitis y rinitis. Debe: Lavar la zona con agua salada. Empapar la zona con alcohol o amoniaco diluido. Desinfectar. Si hay que quitar restos de medusa, con agua salada y la mano protegida.

• **Erizos de mar**. Producen pinchazos con sus púas, y lo grave es que suele quedar dentro parte de la púa. Debe: Extraer lo que queda de púa en la zona afectada mojada con agua salada. Si hay extracciones múltiples (se pisa el erizo, por ejemplo) hay que hacer una pasta con esencia de trementina, ácido acetilsalicílico y lanolina. El efecto astringente de esa pasta hace sobresalir los restos de púas.

• **Peces marinos** (pastinacas, escorpenas, arañas de mar). Pinchazo que duele mucho y que irradia en los minutos siguientes. Inflamación y escozor. Náuseas, dolor de cabeza. Debe: Limpiar la herida de restos con agua oxigenada. Enfriar la zona moderadamente para que haya menor circulación. Después aplicar agua muy caliente en el pinchazo. No aplicar torniquete ni hacer cortes. Traslado a un centro sanitario.

En cuanto a las mordeduras, en un tratado médico, el especialista, tras hablar de las mordeduras de perro y las de gato, añadía el capítulo de mordeduras humanas. Porque, aunque pueda parecer extraño, una de cada seiscientas consultas de urgencia en pediatría es por mordeduras durante una pelea infantil. La parte más afectada suelen ser las manos (tercer y cuarto dedo) y el cuello. Y algo que puede llamar la atención es que las lesiones de este tipo casi siempre se infectan debido al volumen de bacterias (de 42 tipos distintos) que el mordedor tiene en su boca, o las que la víctima tiene en su piel.

De todos modos, las más frecuentes son de perros, que afectan al cuello y piernas de niños; y de gatos, que suelen morder más a los adultos y su herida se caracteriza por la penetración de sus dientes finos y por infecciones profundas en brazos y antebrazos.

En general, las mordeduras plantean dos temores: la posibilidad de rabia y la posibilidad de infección.

Lo que debe hacer

- Los especialistas aconsejan primero, **una limpieza total** de la herida.
- Comprobar el estado de **inmunoglobulina antitetánica.**
- El médico aconsejará si conviene iniciar la administración de antibióticos. Es decir, además de curar la herida, **prevenir las posibles consecuencias más graves.**

P

PICORES

A escala general, no es más que una anécdota, aunque el picor puede ser un síntoma más, o una señal más, de otras afecciones.

El picor, el prurito como se llama técnicamente, no necesita muchas definiciones. Todos lo conocemos. Realmente, el picor es el resultado de un estímulo sobre la superficie de la piel. Es como si fuera un dolor pequeño. Lo puede producir cualquier cosa: un roce, la costura de una camisa, un hilo...

También puede tener un origen psicológico. Hay mucha gente que el simple hecho de ver volar algún insecto hace que le pique la cabeza. En ocasiones, hablar de picores los produce. Está considerado como un dolor pequeño que no llega siquiera a ser percibido como dolor.

Cuando se produce, tendemos a rascarnos. Y el hecho de rascarse no es otra cosa que un mecanismo de sustitución. Se dijo siempre que un dolor agudo quitaba un dolor leve. Al rascarnos, provocamos un dolor ligeramente más fuerte, estimulando capas más profundas de la piel. Ese nuevo estímulo, más intenso y más interno, es suficiente para anular el superficial y tenue que era el picor. Anular un dolor con otro, aunque los dos, ciertamente, sean muy leves.

Es verdad que el estímulo más intenso del rascado elimina, en principio, la sensación de picor. Pero un rascado fuerte, enérgico y repetido puede producir en muchas personas un engrosamiento de la piel en esa zona. La piel se enrojece y esa piel, entonces, adquiere una mayor sensibilidad tanto al picor como al dolor, con lo que se establece un círculo vicioso: pica, se rasca, la piel enrojece, se liquenifica, pica más, se vuelve a rascar y así hasta que el picor se convierte en dolor y la zona enrojecida en una llaga.

Causas

Debemos remitirnos a dos tipos de estímulos: presión y temperatura, que son capaces de provocar una inmensa serie de sensaciones dependiendo del individuo, de su estado y de la intensidad del estímulo. En el extremo, como es natural, producen dolor. Y dolor agudo. Imaginemos inicialmente quemarse por exceso de temperatura o un golpe por exceso de presión.

Pero en el extremo contrario, es decir, con poca intensidad, los dos estímulos producen precisamente picor, prurito.

Hay dos tipos de picor: los que se originan en la piel, superficiales, y los de origen interno cuyas causas pueden ser muy variadas y van desde la alergia de contacto, a urticaria, herpes, contaminación por hongos...

Pero suele olvidarse normalmente, una de las causas que estadísticamente figura en primer lugar: la sequedad de la piel.

A partir de los cuarenta años y cuando la humedad del aire es escasa, el picor se generaliza. Y precisamente en las piernas.

Otra de las causas puede ser una higiene exagerada. Se ha dicho que en nuestro país no tendría significación esta causa, pero al margen de chistes y de bromas, la verdad es que quien exagera sus hábitos higiénicos, es un candidato a padecer picores.

Y es que la piel tiene una fina capa de grasa que la cubre y la protege y que además de tener otras funciones sirve para que la piel no pierda tanta agua. La pérdida de agua a través de una piel sin la capa de protección puede verse aumentada en setenta y cinco veces.

Según los dermatólogos tenemos la piel muy poco hidratada. Y en una piel así, el picor, además de más frecuente, es más intenso.

Hay otro picor característico: es el de esas pequeñas ronchas, esas pápulas que pican y que suelen ser la muestra de una picadura de artrópodo. Arañas y chinches son las más frecuentes, Y con una curiosa característica: las picaduras suelen aparecer de tres en tres. Como dice el saber popular: son el desayuno, comida y cena.

Dermatosis, eccemas, hongos, etc. pueden ser la causa directa de estos picores dermatológicos.

El picor interno

Cuando el picor es interno es muy distinto tanto en el origen como en la manifestación. Una de las causas puede estar en la deficiencia de hierro. Regímenes de adelgazar absurdos que eliminan alimentos necesarios pueden originar una carencia y plantear una anemia ferropénica, una de cuyas manifestaciones puede ser el picor.

Otro de estos picores puede provenir de afecciones biliares, desde cálculos a cualquier problema de hígado, que pueden plantear un picor difuso e indefinido.

Hay también el llamado picor circulatorio. Cuando hay una insuficiencia puede aparecer ese prurito, sobre todo en piernas y pies. Y no es un picor normal.

Y otro que, aunque no es tan frecuente como se cree es el que puede afectar a los diabéticos alrededor de las zonas genitales.

Es muy general el picor de las embarazadas. Aproximadamente

la mitad de mujeres gestantes dicen tener picores en el tercer trimestre de embarazo. Según los expertos puede deberse a una elevación de estrógenos.

No puede descartarse por otra parte, que hay medicamentos capaces de producir prurito. Causan lo que podríamos llamar una alergia subclínica y que no llega a dar otra manifestación notable más que ese picor. Especial atención se debe tener en este sentido a los fármacos que tienen como misión liberar la histamina. También los opiáceos producen picores. Es un síntoma frecuente entre heroinómanos y también en pacientes que por distintas razones son tratados con morfina.

Y, por último, aunque no son escasos, están los picores que pueden llamarse psicógenos, que son subjetivos y que aparecen en personas que acuden al médico por los más variados y diversos síntomas. Son gentes que manifiestan neurosis más o menos graves.

Lo que debe hacer

- Lo primero, **consultar al dermatólogo.** Primero para descartar problemas más serios y después para aliviar la situación.
- El uso de **polvos de talco para calmar el picor está desfasado**. Es cierto que inicialmente podrá sentir alivio. Pero tenga en cuenta que en la mayoría de casos el picor se debe a deshidratación de la piel. **El talco va a resecarla aún más.**
- Quizá el mejor alivio rápido sea **humedecer o dar a la piel una crema hidratante.** O simplemente algo que la engrase.
- Y no olvide que hay muchas las enfermedades que pueden tener entre sus síntomas el prurito.

PIERNAS INQUIETAS

Es un síndrome inquietante. Desconocido. Cuando el especialista habla de él, siempre surgen infinidad de preguntas. ¿Piernas inquietas?, ¿y eso qué es?, ¿cómo es posible que se hable de piernas inquietas durante el sueño y que incluso se llegue a decir eso de que «las piernas no me dejan dormir»? Y, sin embargo, actualmente cinco de cada cien ciudadanos de la población general y el 40% de los mayores de sesenta y cinco años padecen ese problema.

Y es que durante la noche y en situación de reposo, empiezan a sentir en las piernas hormigueos, pinchazos o una sensación de inquietud que materialmente les impide dormir. El problema es que cuando se mueven las piernas, de manera consciente o inconsciente, se alivian los síntomas. Como es lógico, al aparecer de noche y en situaciones de reposo, interfiere con el sueño y es por ello una causa —importante y prevenible— de insomnio. Normalmente el trastorno se produce de las rodillas hacia abajo y especialmente en los tobillos.

Cuando se hace el estudio del sueño, los especialistas observan un mayor tono muscular en las piernas.

En síntesis, es así de sencillo: algo hay que crea una tensión en las piernas, con una inquietud que obliga a moverlas; ese movimiento hace que desaparezca el hormigueo; y hace también que quien lo padece no tenga un sueño de calidad. No es que esté despierto, simplemente es que está en una casi continua alerta, sin conciencia de despertar, pero sin dormir. Se pasa la noche en una situación en que no duerme del todo, pero tampoco despierta del todo. La calidad de sueño es tan baja que tiene durante el día un sueño excesivo y se duerme en cuanto se sienta.

En ocasiones las piernas inquietas no solo aparecen al dormir, sino que se presentan en cualquier situación de reposo, viendo la televisión o en el cine. En ese caso, el síndrome es reconocido por el propio paciente que siempre tiene la duda de no saber a qué especialista acudir.

Falta información

La falta de información y el desconocimiento sobre el problema puede contribuir a un error diagnóstico. Como dice un especialista, «para los pacientes es complicado describir las sensaciones y el dolor sobre todo cuando no conoce la enfermedad. De hecho, cuando hablan con su médico, gran parte de los pacientes centran sus comentarios en la imposibilidad de dormir, sin llegar a describir las molestias que sienten en las piernas».

No hay todavía demasiados estudios como para determinar qué tipo de personas pueden padecer este trastorno; en principio, cualquiera. Lo que se constata es que su incidencia aumenta con la edad, hasta el punto de que casi la mitad de los mayores lo padecen. También se asocia a algunas circunstancias o enfermedades. Por ejemplo, a la artritis reumatoide o al párkinson. También es mayor el riesgo durante el embarazo. Pero debe hacerse constar que no hay distinción alguna en personas, ni en sexos.

No se saben las causas reales. Hay quien sostiene que puede deberse a una especial sensibilidad superficial, pero parece no tener relación alguna con la piel, aunque aparezcan pinchazos y hormigueos. Tiene mayor relación con un déficit de dopamina a nivel de sistema nervioso central, pero no tiene nada que ver con el párkinson (aunque quien padece esta enfermedad puede manifestar el síndrome).

En algunos casos puede tener origen o estar asociado a una falta de hierro (anemia ferropénica); también puede estar relacionado con alteraciones tiroideas, problemas renales, neuropatías o pinzamientos.

En algunos casos se comprueba una tendencia familiar (en un 30%) por lo que hay quien sospecha que puede existir una causa genética.

Sea como fuere, hoy está catalogado, por su frecuencia, como el cuarto trastorno del sueño, tras el insomnio, la apnea y las crisis epilépticas en el sueño.

Las últimas investigaciones señalan que el embarazo puede agravar o empeorar el síndrome. Una cuarta parte de embarazadas siente las piernas inquietas por lo menos una vez a la semana y un 15% al menos tres veces a la semana. El empeoramiento de los síntomas se inicia alrededor del sexto mes de gestación y llega a su punto máximo en el séptimo y en el octavo. Las mujeres con más edad, con menores niveles de hierro y con más insomnio tienen mayor incidencia del problema.

Lo que debe hacer

• El tratamiento, según los especialistas de la Unidad de Sueño, suele ser sencillo. **Es un tratamiento farmacológico que da buen resultado.** El problema es que el síndrome es muy poco conocido incluso por los propios pacientes. En muchos casos, no son conscientes de los espasmos y de las alertas que padecen durante la noche, con lo que solo advierten una gran somnolencia a la mañana siguiente, una somnolencia que les resulta inexplicable. Y es que las sacudidas, los movimientos de las piernas fragmentan su sueño.

- **Un análisis del sueño es suficiente para diagnosticar el síndrome,** bien de forma directa, por los espasmos, bien de manera indirecta por la fragmentación del sueño o la tensión muscular de las piernas.
- Atención. **Si tiene mucho sueño durante el día piense en la posibilidad de este síndrome.** Si duerme acompañado, pregunte a su pareja. Puede proporcionarle una valiosísima información.

PIOJOS

Todos los años, tenemos durante una temporada el problema de los piojos.

Digamos cuanto antes que, en contra de la creencia popular, solo el ser humano padece su parasitación. Los animales no nos los transmiten. Para el piojo el único proveedor de sangre es el hombre.

Uno de los mitos que hay que desterrar es el de creer que esta parasitación está relacionada de manera directa con la falta de higiene. Los piojos independientemente de la limpieza, lo único que buscan son los vasos sanguíneos de la cabeza para alimentarse. En sus pequeñas antenas, el piojo tiene unos sensores que le orientan y en cuanto localizan un vaso sanguíneo, su pequeña trompa actúa y chupa un poquito de sangre. Pueden vivir entre los quince y los treinta y ocho grados. Pero mueren a más de cuarenta. El calor húmedo a sesenta grados destruye los huevos en un cuarto de hora.

Los piojos se alimentan de la sangre de quien parasitan. Se instalan y con esa trompa perforan y chupan la sangre, solo del ser humano.

Tenemos la idea de que cuando llegan los piojos, su invasión es muy numerosa. No es cierto. No hay más de treinta o cuarenta, que se sitúan por el área de la nuca y detrás de las orejas, quizá porque son zonas de mayor temperatura. Cuando una hembra de piojo es fecundada, inicia la puesta apenas veinticuatro horas después. Durante un mes, aproximadamente pone siete u ocho huevos diarios. Los pone a dos centímetros del cuero cabelludo, para que estén a la temperatura adecuada. Para que no se caigan, los pega al pelo con una especie de cemento. Ese huevo se llama liendre.

El contagio siempre es por contacto directo de infestado a limpio. Más en mujeres que en hombres. La infestación es escasa en niños menores de cinco años y muy frecuente entre los cinco y los catorce.

Contagiarse por huevos unidos a pelos sueltos es muy difícil ya que el huevo para madurar tiene que estar por lo menos una semana a la temperatura de la cabeza. Los piojos que puedan caer sobre hombros o respaldos de sillones tampoco contagian porque o están muertos o son muy débiles.

Siempre se le dio al peine mucha importancia en la cadena de contagio del piojo. Hoy se sabe que no tienen ningún papel en ese contagio, ya que las liendres que el peine pueda desprender de una cabeza ya no podrán fijarse nuevamente en otro lugar.

Los problemas

Es verdad que en ningún caso se trata de algo grave. Pero hay que ser conscientes de que el piojo para subsistir actúa como una jeringuilla: clava en donde hay líquido y succiona para extraerlo. Y, además, expulsa una saliva irritante en el lugar donde clava, que produce una roncha que pica. Eso acaba produciendo una enorme irritación. Nos rascamos. Ese rascado inflama y produce muchas veces una pequeña herida que va a ocasionar una infección.

Lo que debe hacer

La Organización Mundial de la Salud recomienda la aplicación de permetrina al 1%, que es el antipiojo menos tóxico para el hombre. Esta sustancia es neurotóxica para el parásito y le produce parálisis y muerte.

También se puede aplicar un insecticida que tenga acción sobre el piojo adulto y sus huevos. Las liendres deben eliminarse de forma manual o con un peine especial.

Cuando se utilizan lociones se recomienda no lavar el pelo previamente, ya que la grasa que posee fija el insecticida. El pelo se debe dejar secar espontáneamente y hay que esperar alrededor de doce horas para lavarlo.

El champú específico se debe aplicar de forma ordinaria, pero dejarlo que actúe durante unos diez minutos. Al día siguiente debe hacerse la misma operación. El tratamiento debe extenderse a todos los familiares.

El vinagre templado puede ser útil para disolver el cemento con que se pegan las liendres al pelo. Se lava la cabeza y sin secar se aplica vinagre templado, con cuidado de que no caiga en los ojos. Se envuelve la cabeza con una toalla y se mantiene media hora. Después se lava la cabeza y se fricciona con insecticida.

PIS EN LA CAMA

Cerca de 300.000 niños españoles entre cinco y diez años se hacen pis en la cama. Es la enuresis. Y sufren de tal manera que queda reflejada en el caso que nos contaba un médico: un niño tuvo que ser atendido en el hospital, porque no quería hacerse pis y no se le ocurrió otra cosa que... atarse el conducto urinario.

No es, en sí, un problema grave, pero al niño le afecta mucho psicológicamente. Busca además el secreto para que nadie, fuera de su entorno más íntimo, se entere. Pero es un secreto a voces.

Se puede definir como la micción involuntaria e inconsciente. En la primera etapa de la vida, el niño no ha aprendido aún a controlar sus esfínteres, pero hacia los cinco años, cuando «debería» ya tener ese control establecido –las causas no se saben – no lo logra. Y bien porque sueña que está en el váter, bien porque tiene un sueño demasiado profundo, su sistema de alertas no funciona y el resultado es que —¡una vez más!— moja las sabanas.

Causas

Se apela a razones de tipo genético o de tipo hormonal, pero no hay ninguna determinante. Juega un papel importante la psicología y es ya clásico el caso de un niño o niña que tras haberse dejado de hacer pis en la cama tiene un hermano y vuelve a las andadas. También se comenta la posibilidad de que se trate de un trastorno hereditario. Y aunque no hay ninguna razón que lo justifique, la estadística lo confirma. Si los dos padres padecieron este problema, el 80% de los hijos lo padecen también. Y si ninguno de los padres lo tuvo, solo un 15% lo tienen. Es mucho más frecuente en niños que en niñas.

Hacia una solución

No es sencillo buscarle solución. Muchos padres prefieren que el problema se resuelva por sí solo, lo que no hace más que retrasarlo. Además, se crea una auténtica tensión alrededor del asunto. El niño se aterroriza por las mañanas al comprobar que una vez más ha mojado la cama... Y él no puede hacer nada.

Se han propuesto soluciones mecánicas, como las alarmas que al humedecerse despiertan al niño. Han tenido muchas críticas, porque aunque fragmentan el sueño del niño, es una alarma que llega ya tarde.

Hay también quien preconiza el apoyo positivo, es decir, el estímulo a base de pequeñas recompensas por lograr amanecer seco. Para muchos psicólogos este sistema no es correcto porque parte de una cierta idea de voluntariedad por parte del niño. Y al no tener control voluntario, el premio no solo no sirve de estímulo, sino que aparece como una meta inalcanzable, con un tinte de cierta crueldad.

Otro sistema, más racional, pero que solo puede aportar soluciones momentáneas es controlar la ingestión de líquidos por parte del niño.

El apoyo psicológico es el que parece obtener mejores resultados. Un profesor de psicología basaba su terapia en convencer al niño de que era posible dejar de mojar la cama. Que no iba a volver a suceder, que no volvería a suceder. Tenía una fase de mentalización, que ayudaba después con un cambio radical del dormitorio. Incluso ordenaba orientar la cama hacia otro lado, la disposición de los muebles, las sillas, todo. Que el niño advirtiera que a partir de aquella noche todo iba a ser distinto. Y lo lograba de forma espectacular. Es muy posible que el apoyo psicológico de este tipo o de otro, junto con otras terapias, consigan éxitos notables.

Visita al urólogo

Lo primero que se impone es la visita al urólogo para descartar anormalidades o patologías de otro tipo. Después, establecer si la enuresis se produce por un problema de vejiga, de esfínter o de profundidad excesiva de sueño.

Hay también quien sostiene que una parte de la cuestión puede deberse a la escasez de desmopresina, que es la hormona que reduce el volumen de fabricación de orina durante la noche. Para muchos especialistas este principio activo sería una solución medicamentosa válida. En cualquier caso, piense que si su hijo moja la cama, no está solo con ese agobio: un 10% de niños entre los cinco y ocho años padecen la misma situación. Y hay soluciones. O de tipo médico, que ya la dirá el especialista, o de tipo psicológico.

Lo que debe hacer

Hay unas normas que deben tenerse en cuenta:

- Por ejemplo, que **la enuresis es algo temporal** (normalmente) y benigno. Pero para el niño representa un problema gravísimo. **No puede ir a un campamento, ni a dormir a casa de un amigo, porque no se atreve.**
- Nunca se debe castigar a un niño porque moje la cama. Y se debe considerar que muchas enuresis están desencadenadas por el entorno familiar. De hecho, los estudios realizados en **grupos marginados o en niños con maltrato arrojan estadísticas de enuresis que duplican a las de la población general.**
- Pida consejo médico; piense que **apenas el 40% de padres lo solicitan.** Y lo más grave es que un porcentaje similar declaran que

han castigado a su hijo por mojar la cama. No es extraño pues que ocurran cosas como la que contábamos al principio: el niño que recurrió a atarse el pene para impedir la salida del pis.

PREMATUROS

La Organización Mundial de la Salud califica de prematuro (o pretérmino) a todo aquel niño que al nacer tiene un peso menor de dos kilos y medio. También se puede calificar de prematuro a todo niño nacido después de los seis meses de gestación y antes de los ocho meses y medio.

Hoy además también se consideran así a los que son normales para su edad fetal, pero a los que les falta un tiempo de estar en el seno materno para completar su desarrollo. Y puede ser también un recién nacido de madre sana, con un embarazo normal y tiempo casi normal, pero con poco peso debido a características familiares, raciales o simplemente que entre a formar parte de ese 50% cuyas causas se desconocen.

El número de partos prematuros se ha duplicado en los últimos quince años. Es decir, el 8-9% de todos los partos se produce antes de tiempo. Son muchos los factores que intervienen, aunque es cierto que una madre que ya ha dado a luz a un niño pretérmino tiene muchas posibilidades de que este hecho se repita.

Causas

En muchos casos no se sabe. Hay factores que estadísticamente contribuyen a ello. Uno, fácil de deducir, es el embarazo múltiple. Es como si tuvieran que repartirse entre varios lo que le correspondería a uno solo. El resultado es un bajo peso al nacimiento con todo lo que conlleva.

También pueden influir ciertas afecciones maternas especialmente si durante la gestación la madre sufre infecciones agudas o crónicas.

Si durante el embarazo la madre toma bebidas alcohólicas, ese alcohol puede afectar seriamente al feto. Puede nacer con el llamado síndrome alcohólico fetal. Y aparte del peso, puede incidir en el sistema nervioso central del niño, provocándole un retraso más o menos notable. Como no se sabe qué cantidad de alcohol es suficiente para afectar al feto ya que depende de la susceptibilidad personal, la abstinencia es la única recomendación válida.

También está demostrado que los hijos de madres fumadoras tienen menor peso que los de madres no fumadoras. En resumen, hay causas conocidas, pero por lo menos en la mitad de los casos, se ignoran.

El peso y la talla de la madre no parece tener la más mínima influencia, pero sí la edad. Ser madre antes de los veinte años y después de los cuarenta puede ser un factor a considerar. Otra causa podría estar en la incompatibilidad del factor Rh. Y si se tienen hemorragias durante la gestación.

Falta de madurez

La inmadurez del nacido pretérmino se presenta en todo su organismo. Por ejemplo, su mecanismo regulador de temperatura está inacabado. No tiene reservas energéticas. Y, por tanto, está a una temperatura por debajo de lo normal. Es fácil que marque en el termómetro alrededor de 33 o 34 grados centígrados. Y el enfriamiento puede ser un riesgo mortal. Por eso se le destina a la incubadora, y porque tampoco suele tener desarrollada su capacidad respiratoria. No podemos olvidar que después del parto, el niño tiene que desplegar esa maravillosa esponja que son sus pulmones. Y tiene que hacerlo de golpe. En el prematuro no está aún dispuesta esa perfecta maquinaria. Necesita una respiración asistida. Y también hay que contar con el riesgo de infección. Debe tener una vigilancia constante. Todo su organismo está sin madurar. Por eso la imagen del prematuro es de una fragilidad enorme. Como no tiene esa capa de grasa debajo de la piel, parece casi transparente. Se le marca todo el sistema venoso. Y como las funciones del hígado tampoco están perfectamente desarrolladas, va a padecer, como otros muchos niños que nacen bien y a término, una ictericia. Tiene también una inmadurez digestiva por lo que su alimentación debe ser cuidadosa. Muchos prematuros no tienen fuerza ni para mamar.

Viabilidad

La viabilidad está en relación directa con el peso. Aunque hoy se ha avanzado mucho. Puede decirse que con un peso de 2.500 kilos, la viabilidad es casi total, se calcula que de un 97%. Pero si nace con un peso entre 1.500-1.750 gramos, la viabilidad baja ya a un 50%. Y si pesa menos de un kilo, esa viabilidad baja aún más y además, con ese peso tan bajo, suele haber lesiones importantes.

Lo que preocupa a padres y madres es si después van a ser como los demás, es decir, si van a estar en el rango de la normalidad. Y la respuesta es que en general, sí.

Que alguno puede tener problemas, también es cierto. Pero hoy por hoy, aunque depende del grado, el prematuro se desarrolla después como los demás. Puede tener un desarrollo inicial un poco más lento. Pero después se nivelan y tienen una vida absolutamente normal.

Un ejemplo: Napoleón fue prematuro. Y Voltaire. Y en una época en que no había incubadoras. Y tampoco ser prematuro impidió a Newton pasar a la historia o a Darwin ser otro ilustre prematuro.

PROLAPSO

El prolapso es la caída o el descenso de un órgano de su normal localización. Se suele producir porque sus tejidos de sostén se relajan o se debilitan. Los prolapsos más frecuentes son los de recto y útero, aunque por extensión se habla de prolapso genital porque el útero y la vagina también pueden desplazarse y asomar al exterior.

Los ligamentos y los músculos que mantienen el tono de esa zona están debilitados o excesivamente relajados y por ello no pueden cumplir su función.

Los prolapsos genitales son más comunes de lo que se piensa: hasta 12 de cada 100 mujeres son intervenidas quirúrgicamente por este problema a lo largo de su vida.

Las razones del debilitamiento pélvico son muchas y no se debe siempre a haber tenido varios embarazos como suele creerse. Puede influir, qué duda cabe, el número de partos vaginales. Pero una de las causas más comunes es la falta de estrógenos por la menopausia, ya que los estrógenos influyen de manera directa en la fortaleza del suelo pélvico. También se debe considerar el esfuerzo prolongado durante el parto, el estreñimiento crónico, la tos frecuente, los estornudos o la obesidad. Todas estas causas ejercen una presión constante sobre el suelo pélvico y amenazan su vigor e integridad.

Los síntomas suelen asociarse a una sensación de pesadez o presión en la zona, sobre todo cuando se está de pie.

Aunque son varios los órganos que pueden sufrirlo (vejiga, recto), los más habituales son la vagina y el útero.

Cada mujer puede vivirlo de manera diferente, para unas puede pasar casi desapercibido, mientras que para otras supone un trastorno serio que altera su calidad de vida. Casi siempre comienza por incomodidad o dolor en las relaciones sexuales, incontinencia urinaria, dolor, presión y pesadez en la pelvis, como si los genitales pesaran de más o se tuviera un cuerpo extraño. Hay también molestias al andar y es muy común que aparezca dolor en la parte baja de la espalda.

Lo que debe hacer

• La solución más **habitual es la quirúrgica.**

• Cuando no es posible la intervención o la mujer no quiere pasar por el quirófano, se utiliza un **dispositivo —anillo o disco— de silicona que se inserta en la vagina para sujetar los órganos desplazados.** Evidentemente, requiere unos cuidados especiales como su desinfección cada mes.

Ejercicios de Kegel

Siempre que se plantea la posibilidad de reforzar el suelo pélvico se recurre a los ejercicios de Kegel. Son simples y consiguen mejorar la musculatura de la zona con lo que puede ser útil, además, contra la incontinencia urinaria y la mejora de las funciones sexuales.

Tumbada, sentada o de pie —la postura es quizá lo de menos— la mujer debe tratar de contraer durante diez segundos los músculos que se utilizan para interrumpir la salida de la orina. Inmediatamente después, hay que relajarlos durante otros diez. Deberá repetirse de 10 a 20 veces seguidas, por lo menos tres veces al día. En dos o tres meses mejora notablemente el tono muscular de toda la zona.

QUEMADURAS

Por lo menos una de cada 2.500 personas sufre una quemadura seria al año. Y si hablamos de menores de quince años, las cifras son más duras: es uno de cada 800. Casi todas se producen en el hogar. Y dentro de la casa, en la cocina. Lo más grave es que prácticamente todas se podían haber evitado.

Para tener en cuenta

En la infancia, las quemaduras más frecuentes son las producidas por un líquido caliente, normalmente agua o leche. Y en segundo lugar las que se producen por contacto: una plancha desenchufada pero caliente; la puerta del horno que la madre abre protegida por un rodillo, pero a la que se acerca cualquier otro creyendo que está fría... Lo grave de estas quemaduras no suele estar en su extensión, sino en los problemas funcionales que originan, porque una mano así quemada, es difícil que vuelva a recuperar toda su función.

Con la edad va cambiando la causa: hacia los siete años la quemadura es por llama. Y después, las causas ya empiezan a distinguirse incluso por sexos. En el varón adulto, las quemaduras serias se producen casi siempre en un accidente laboral. En la mujer, suelen producirse por fuego o explosión en la cocina. En la tercera edad casi exclusivamente se producen por llama.

Puede decirse que cuando nos quemamos sufre todo el organismo, no solo la zona quemada. La primera consecuencia es una pérdida de líquidos. Nuestra piel es una barrera y cuando se rompe, esa pérdida puede ser seria. Es como si rompemos un globo lleno de agua. Se pierden líquidos fundamentales e incluso se pierden por evaporación: cuando hay una quemadura, la capacidad de evaporación se multiplica por diez...

Un ejemplo claro: Si a un bañista le cae encima un cubo de agua hirviendo y sufre una quemadura que afecte a la mitad de su cuerpo, la pérdida de agua sería una de las más graves consecuencias. Solo por evaporación perdería seis litros de agua cada día. Y eso, con el correspondiente gasto energético, que se podría calcular en 4.000 calorías.

También se destruyen muchos componentes de la sangre. Si la quemadura es de un 10% de la superficie corporal, la destrucción de sangre es equivalente: un 10%. Por eso en toda quemadura grave la transfusión es inevitable.

El problema es que todo el equilibrio de líquidos del cuerpo se destruye. Muchas células quedarán sin riego. Y al disminuir el volumen de líquidos sufren también los riñones.

Y la infección. Las características de la lesión que produce una quemadura son las idóneas para que lleguen y proliferen las bacterias. Por eso, en mayor o menor grado, la infección está siempre presente en la evolución de una quemadura...

Medir la gravedad

La extensión de una quemadura es lo que da idea de su gravedad. Y no es difícil calcularla. La palma de la mano representa el 1% de la superficie corporal; la cabeza representa el 9%; cada brazo, lo mismo, el 9%; las piernas, el doble que un brazo, 18% cada una; y el mismo porcentaje el pecho o la espalda, el 18%. Así ya se puede decir si se quema un brazo y una pierna que la extensión es del 27%.

La edad también cuenta

La edad tiene casi tanta importancia como la extensión: cuanto mayor es una persona más comprometido es el pronóstico. Grave sería en niños menores de catorce años o en adultos mayores de sesenta años una quemadura de más del 15%. O en adultos una quemadura de más del 25%.

Los grados

Normalmente se oye hablar de quemaduras de primer grado o de segundo grado. Aclaremos: si es epidérmica, superficial, es de primer grado; aparece el eritema; es muy sensible y dolorosa. La dérmica, de las capas profundas de la piel, es de segundo grado. Es una quemadura mayor, forma ampollas —transparentes si es superficial, opacas si es profunda— y adquiere un color rojo intenso. Y si es subdérmica, mucho más profunda, es de tercer grado. Aunque parezca lo contrario, como se destruyen terminaciones nerviosas, no son dolorosas. Y son de color amoratado, marrón o blanco nacarado.

Lo que debe hacer

• Si es grave, sin dudarlo, debe acudirse a un **centro especializado.** Nosotros no podemos —ni debemos— hacer nada. Pero vamos por orden: esas pequeñas quemaduras, por salpicadura de aceite o de agua. **Nada de remedios extraños: agua corriente y fría.** Con ella se consigue alivio del dolor, y se evita muchas veces la progresión de una quemadura de un grado superficial a otro más profundo.

• **Nunca se deben emplear antisépticos colorantes o sustancias que tiñan, como yodo, mercurocromo, violeta de genciana, etc.** porque enmascaran el aspecto de la quemadura. Y tampoco, si es una quemadura seria, se deben **poner pomadas de ningún tipo.** Porque cuando el accidentado llegue a un centro sanitario lo primero que le deben hacer es quitar todo aquello que cubre la quemadura para verla, y valorarla.

• **Las ampollas.** Se llaman flictenas. Se producen en las quemaduras superficiales. **Lo primero, agua; se pueden poner después compresas frías. Se deben abrir, recortar y retirar la piel que las cubre**. Y hay para ello una razón técnica: por su estructura, normalmente está colonizada por bacterias. Como el líquido de la ampolla es rico en proteína, es un caldo de cultivo magnífico para que progrese la infección.

• **Si es una pequeña quemadura,** de esas que se producen en la cocina porque salpica el aceite o se toca la sartén, cuanto antes, **tápela con la mano y acuda a un grifo de agua fría.** El chorro sobre la zona quemada, además de aliviar momentáneamente, va a impedir que la quemadura origine flictenas o ampollas. Después, aliviado el dolor, puede utilizar alguna pomada que para este fin debe tener en el botiquín casero. Esa pomada, por sus propiedades antisépticas y analgésicas, le calmará el dolor y evitará posibles infecciones.

- **Si la quemadura está causada por un producto químico,** compruebe primero si en el frasco correspondiente figura alguna instrucción de cómo tratarla. En cualquier caso, lave la herida con **abundante agua, póngale después la pomada y véndela.**

REGLA DOLOROSA

Los especialistas hablan de dismenorrea, pero para más de la mitad de la población femenina en edad fértil, es la regla dolorosa. En un 10% de casos resulta incapacitante por lo menos durante dos días. El resto no sufre más que una especie de retortijón más o menos intenso, cuyo efecto se irradia hacia la espalda. Pero para un sector de población el dolor es lo suficientemente intenso como para temer la llegada del periodo. Horas antes de iniciarse el flujo, aparece el dolor que con frecuencia se acompaña de otros síntomas, como dolor de cabeza, calambres en el abdomen, dolor de espalda y hasta náuseas.

Aunque no se puede hablar de problema hereditario, las hijas de madres que han lo sufrido, lo tienen con mayor frecuencia. Y más, si fuman o beben alcohol.

La pared del útero se prepara cada mes para recibir un posible óvulo fertilizado. Pero si no ocurre, se expulsa todo el tejido y el almohadillado que estaba acolchando el útero para la recepción del embrión. Actúan entonces las prostaglandinas, que tienen la facultad de contraer el músculo liso (como el útero) y así facilitan la expulsión del endometrio. Pero o por una especial sensibilidad personal o porque la secreción de esas hormonas es excesiva, las contracciones para la expulsión del endometrio son muy fuertes y muy dolorosas. Es, por decirlo así, como un pequeño parto.

Lo que debe hacer

- Lo primero, **acudir al ginecólogo** para descartar cualquier otro problema.
- Un alivio sintomático se logra **tumbándose en la cama y poniendo calor en el abdomen.**
- Hay la tendencia a consumir analgésicos. Cuidado: muchos de los más tradicionales inhiben la agregación plaquetaria, es decir, **fluidifican la sangre, con lo que la regla será mucho más abundante.** Si es preciso un analgésico pida consejo sobre alguno que no actúe sobre la mucosa gástrica ni sobre la sangre.

• En manos del especialista están también los fármacos que pueden aliviar ese dolor: o bien con un **tratamiento hormonal temporal** —se inhibe la ovulación y por tanto la regla—; o bien con alguno que **contrarreste el efecto de las prostaglandinas.**

RESPIRACIÓN ARTIFICIAL

Uno de los problemas graves con que puede encontrarse quien quiera prestar auxilio es la falta de respiración de la víctima. Es quizá la lección de primeros auxilios más importante, por cuanto la mayoría de las personas privadas de respiración por cualquier accidente, morirán si están de 4 a 6 minutos sin respirar. Eso sí: si decide hacer la respiración artificial, debe hacerla lo antes posible.

Boca a boca, el mejor método

Lo primero que debe procurar es que las vías respiratorias queden libres. Por eso debe pensar en primer lugar en la postura de la cabeza, ya que la base de la lengua puede impedir el paso del aire.

Siga, por orden, estas instrucciones:

• **Vuelva la cabeza de la víctima hacia un lado.** Si tiene algo en la boca sáquelo con la mano.

• Coloque **una mano en la frente** de la víctima

• **La otra mano, debajo del cuello.**

• **Inclínele la cabeza hacia atrás,** lo más que pueda.

• Con la mano que tiene en la frente, **tápele la nariz y haga contacto hermético con la boca de la víctima.**

• **Sople** hasta que vea que el pecho se hincha.

• Vuelva la cabeza de la víctima hacia un lado y **observe cómo se deshincha el pecho.** Escuche para saber si efectivamente sale aire.

• **Repita esta operación cada cinco segundos.**

• Para impedir la salida de aire por la nariz, si no puede apretar con la mano, **puede oprimir con su propia mejilla mientras sopla.**

• Si quiere evitar el contacto con la boca de la víctima, **puede hacerlo a través de un pañuelo.**

• Si por cualquier circunstancia no puede hacer la respiración por la boca, **puede hacerlo por la nariz, teniendo la precaución de cerrarle la boca para que no se salga el aire.** Ciérrele la boca y sople por la nariz.

• A veces, la inclinación de la cabeza no basta para abrir correctamente las vías respiratorias. **Fuerce entonces la mandíbula.**

• Si pese a todo, usted comprueba que **no entra aire en los pulmones, es que algo obstruye el paso del aire.**

• **Vuelva a la víctima sobre un costado.** Dele varias palmadas fuertes en la espalda para desalojar alguna materia extraña que obstruya el paso del aire a los pulmones.

• **Es posible que el estómago de la víctima se llene de aire.** En ese caso, vuélvale la cabeza hacia un lado, presione el estómago, **límpiele la boca y continúe.**

• Si hay más de una persona, alguien puede **presionar ligeramente sobre el estómago** para que no se aloje allí el aire y vaya a los pulmones.

Si es un niño

Entonces la actuación debe ser algo distinta:

• **Primero examine la boca.**

• **No incline la cabeza hacia atrás tanto como si fuera un adulto,** porque en el niño, si se inclina demasiado, puede **cerrar el paso** de las vías respiratorias.

• Haga **contacto hermético sobre la boca y la nariz.**

• Dele **soplos pequeños** en cantidad muy inferior a la de un adulto.

• Repita la operación no cada cinco segundos, sino **cada tres.**

• Si las vías respiratorias están obstruidas, **acueste al niño sobre su brazo. Dele palmadas en la espalda.** Luego examine nuevamente la boca, **incline la cabeza y continúe dando pequeños soplos** cada tres segundos.

• Si el niño es un poco mayor, **actúe como si fuera adulto.**

Otros sistemas de respiración artificial

En algunos casos, cuando las circunstancias lo exijan, pueden emplearse otros métodos.

• Lo primero que debe procurar es que las vías respiratorias estén libres.

• Coloque algún **objeto bajo los hombros de la víctima,** para que la cabeza quede inclinada hacia atrás.

• Vuélvale la **cabeza para un lado.**

• Coja a la víctima por las **muñecas.**

• **Crúcele los brazos** sobre la parte inferior del pecho.

• Inclínela hacia adelante como meciéndola, y ejerza una presión lenta y constante. Use solo **la presión suficiente como para que salga el aire** (una presión excesiva podría lesionarla. Eche hacia atrás los brazos para que el aire penetre en los pulmones).

• En adultos hay que **repetir esta operación unas quince o veinte veces por minuto.** Si no logra un intercambio de aire, piense que algo obstruye las vías respiratorias. Si cuenta con ayuda de otra persona, hágale sobresalir la mandíbula para que el aire encuentre menos dificultades.

• Otro método es que coloque las manos de la víctima una sobre otra. Coloque la base de sus manos en línea con las axilas de la víctima. Inclínese hacia adelante hasta que sus brazos estén casi verticales. No aplique más presión que la necesaria para hacer salir el aire de los pulmones. **Eche los brazos de la víctima hacia atrás, haciendo juego con los codos.** Así el aire podrá penetrar en los pulmones. También en este caso, si se trata de adultos haga esta operación cada cinco segundos.

• En casos de electrocución, envenenamiento por drogas o monóxido de carbono la respiración artificial debe hacerse por un **tiempo bastante largo.** Continúe hasta que la víctima sobreviva, sea declarada muerta por el médico o evidentemente, no tenga ningún signo vital.

Cuando empiece a tratar de respirar, es importante **acompasar los movimientos** de ayuda a los que la víctima comience a hacer.

• En todos los casos, la ayuda a la víctima debe ser además como si estuviera en estado de shock, por lo menos hasta que respire normalmente. Busque asistencia médica y **no se separe de la víctima por si hubiera algún fallo respiratorio posterior.**

Rh

Cuando se descubrieron los grupos sanguíneos, las transfusiones dejaron de ser un azar para tener una base real y científica. Sin embargo, todavía surgían algunos problemas que no se resolvieron hasta que, en el año 1941, Landstainer y su compañero Wiener pusieron en evidencia que en la sangre había, entre otros, un factor muy singular. Lo llamaron factor Rh.

Si los glóbulos rojos de un mono llamado *Macacus Rhesus* (de ese *Rhesus,* proviene el Rh) se inyectaban en un conejo, el suero del conejo producía anticuerpos capaces de aglutinar no solo sus propios glóbulos rojos, sino también los del 85% de la raza blanca, precisamente los de aquellos que tienen ese factor Rh, a los que por ello se llamó Rh positivos. No ocurría nada entre los que no tenían ese factor, el 15%, y por ello se les llamó Rh negativos.

Lo primero que debe quedar claro es que cuando se habla de tener Rh negativo se está diciendo que no se tiene ese Rh. Rh positivos son quienes tienen ese factor (es curioso que entre el pueblo vasco el porcentaje de Rh negativos es muy superior al de cualquier otro grupo de población).

El problema

Supongamos, por ejemplo, que al final del embarazo una madre que no tiene factor Rh, es decir, que es negativa, recibe sangre de su hijo, que es positivo (porque hereda el factor del padre). Inicialmente, no pasará nada. Pero la madre va a quedar sensibilizada, porque ese factor ajeno a ella se comporta en su organismo como una sustancia extraña que hay que eliminar. Y empieza entonces a fabricar defensas (anticuerpos) contra ese factor que ella no tiene (es negativa) y por eso considera extraño. Si se produjera un segundo embarazo, dentro de las mismas circunstancias, el feto podría recibir el ataque de las defensas de la madre, que se traduciría en la destrucción de una parte de su sangre y podría ocasionarle anemia o intensa ictericia con lesiones cerebrales irreversibles.

En caso de incompatibilidad de Rh solo una de cada treinta parejas resultará afectada por la interacción materno-fetal. Incluso en caso de incompatibilidad, el primer hijo nacerá sano; el segundo, a veces, indemne. Los siguientes, si no se toman medidas, resultarán afectados.

Pero insistimos: no por tener el Rh de diferente signo se corre forzosamente un riesgo.

El hijo de una pareja ha de tener el signo de uno de los padres. O tiene factor y por tanto es positivo, o no lo tiene y, por tanto, es negativo.

De ahí deducimos: si los dos, padre y madre, son positivos el hijo será positivo. Si los dos, padre y madre, son negativos no hay factor y por tanto no puede haber incompatibilidad.

Si el padre es negativo y la madre es positiva, no habrá tampoco problemas: el hijo, si es positivo, es compatible con la madre, y, si es negativo, no tiene factor Rh, por lo que tampoco crea incompatibilidad.

Si el padre es positivo y la madre negativa, hay que analizar la sangre del feto: si es negativo, como la madre, no hay problema alguno; si hereda el Rh positivo del padre, entonces sí puede plantear incompatibilidad.

En resumen, solo si la madre es negativa y el hijo positivo hay riesgo. En el primer hijo no ocurrirá nada; pero, como queda sensibilizada, el riesgo para el segundo hijo es grande.

Lo que debe hacer

- **Comunicar al ginecólogo** la situación (madre negativa, padre positivo y por tanto el feto puede ser también positivo).
- Si al analizar al niño nada más nacer es positivo, se recomienda que en las **72 horas siguientes al parto se inyecte a la madre una gammaglobulina.** Así se pone el sistema defensivo de la madre en una situación similar a la del primer embarazo.
- La incompatibilidad de Rh no tiene hoy ya ningún problema. **Pero debe advertirse siempre al ginecólogo.**

RINITIS ALÉRGICA

Se calcula que por lo menos ocho millones de españoles padecen rinitis, una afección de la mucosa nasal, cuyas manifestaciones —mucosidad, obstrucción, picor y estornudo —alteran su calidad de vida.

Rinitis significa inflamación de la mucosa nasal, aunque el término se emplea para cualquier problema que plantee congestión, picor, mucosidad abundante y estornudos. Como estos síntomas pueden surgir como respuesta fisiológica de la nariz ante agentes irritativos, solo se considera rinitis cuando están presentes durante un tiempo prolongado. Es frecuente que además surja conjuntivitis, tos seca, jadeo y sibilancias —como si se tratara de asma— dolor de cabeza, sueño, y pérdida de olfato. En las formas crónicas de rinitis son frecuentes las complicaciones como sinusitis, otitis media y faringitis.

Afecta a pacientes de ambos sexos y de cualquier edad, aunque con frecuencia se trata de personas jóvenes.

Tipos

Según el último consenso ARIA (Rinitis Alérgica y su Impacto en el Asma), un programa educativo consensuado de la OMS, realizado por un grupo de expertos internacionales, se establecieron los siguientes tipos:

- **Infecciosa.** Como indica su origen está causada por virus, bacterias u otros agentes. Puede ser aguda, cuyo principal representante es el resfriado común (inflamación de la mucosa nasal producida generalmente por un virus, siendo los más frecuentes los rinovirus y los coronavirus) y rinitis crónica.
- **Alérgica.** Se calcula que el 78% de las rinitis son alérgicas. Los agentes causales suelen ser ácaros, hongos, animales o sustancias alérgicas debidas al trabajo. Es leve si los síntomas así lo indican y moderada o grave si hay interferencia con el sueño y se ven afectadas las actividades diarias.
- **Ocupacional.** Está causada por un grupo de sustancias irritantes en el ambiente laboral. Los desencadenantes más importantes son, por ejemplo, los animales de laboratorio (ratas, ratones,

epitelios animales, etc.), cereales, polvo de maderas, látex, enzimas y agentes químicos (anhídridos ácidos, disolventes, etc.).

- **Otras causas.** Como todo aquello que altere la mucosa nasal entraría en la amplia definición de la rinitis, puede haber otras muchas causas. Desde la asociada a ciertos fármacos, (abuso de vasoconstrictores nasales, antiinflamatorios) a la que puede surgir por algunos cambios hormonales (uso de anticonceptivos, por ejemplo), pasando por factores emocionales o cuando hay una respuesta excesiva a irritantes inespecíficos, como la exposición al humo, olores intensos, estrés, o humedad.

Tratamiento

Uno de los puntos básicos es la educación del paciente, para que cumpla con el tratamiento y sepa por qué y cómo actúa.

También debe tomar medidas de control ambiental evitando el contacto con las sustancias irritantes del medio ambiente y/o con el alergeno responsable.

En cuanto al tratamiento farmacológico, hay diversos grupos de tratamientos disponibles y será el especialista quien determine cuál irá mejor a cada caso. También se puede establecer inmunoterapia específica con alergenos o vacuna alergénica, que consiste en ir administrando al paciente poco a poco, cantidades crecientes de aquello que le produce la rinitis. Se consigue así mejor respuesta de su sistema defensivo que ya estará preparado para la exposición posterior a la sustancia y su respuesta será mejor.

SANGRAR POR LA NARIZ

Es una hemorragia muy común que técnicamente se llama epístaxis.

Se produce al romperse alguno de los muchos vasos que tenemos en el interior de la nariz. Puede deberse a una rotura espontánea, muy frecuente en algunos niños, sobre todo si el ambiente es muy seco. Otras veces, basta un mínimo golpe para que empiece a sangrar.

No hace falta que tumbe al niño. Es suficiente con que tenga la cabeza levantada. Olvídese de esas maniobras de levantar el brazo contrario a la fosa nasal que sangra. No hay ninguna relación que lo justifique. Lo importante es que no tenga la cabeza por debajo del tronco porque así le llegaría más sangre, que permanezca de pie o simplemente sentado con la cabeza hacia atrás.

Lo que debe hacer

- **Doble una gasa en forma de acordeón** (para que haya más superficie de absorción), e introdúzcala en la fosa nasal que sangra. Haga presión con el dedo (la presión ayuda a coagular).
- Si la gasa se empapa y sigue sangrando, **doble de la misma forma una nueva gasa e introdúzcala sin sacar la gasa anterior,** ya que al retirarla puede retirar también el posible coágulo que ya se estaba formando.
- **No utilice agua caliente** para lavar esa sangre. Es mejor agua fría.
- Si la hemorragia se produce porque se ha roto un vaso grande y no se detiene, no dude en acudir a un centro sanitario. **Allí le coagularán el vaso de manera sencilla.**

SÍNDROME DEL ATRACÓN

La presión por adelgazar y el sacrificio constante que conlleva hacen que en muchas ocasiones se compense con el llamado síndrome del atracón. Según los especialistas, debe cumplir al menos dos de estas condiciones: ingestión mucho más rápida de lo normal, comer hasta una saciedad molesta, comer grandes cantidades sin que el hambre lo justifique, hacer esas comidas a escondidas y sentir después el malestar de haber transgredido una norma no escrita.

Se llama también síndrome del comedor nocturno porque se es comedido durante el día, pero por la noche y en silencio se es capaz de dejar vacía la nevera.

Parece que tiene una frecuencia muchísimo mayor que la de la anorexia o la bulimia ya que, al menos en España, se barajan cifras de hasta un 3%. Según todos los indicios, ese comer compulsivo es una forma de compensar carencias emocionales a través de gratificaciones primarias. Y no se trata de algo infantil o que se produzca en la adolescencia: entre el 2 y el 3% de adultos caen en ese atracón. Por otra parte, es independiente del sexo y del peso de cada uno. Para que pueda definirse «oficialmente» como atracón debe producirse esa ingesta abusiva al menos dos veces por semana durante seis meses. Si no es así, para los especialistas se trata de un «síndrome parcial».

El síndrome del atracón, según el Dr. García-Camba, psiquiatra del Hospital de La Princesa, de Madrid, tiene los mismos componentes de abuso de ingesta que podrían aparecer en la bulimia, pero con la diferencia de que en el atracón no hay mecanismos compensatorios. En la bulimia hay después una especie de arrepentimiento, un sentido de culpabilidad que lleva a que se trate de eliminar esa ingestión con ejercicios desmesurados, con diuréticos, laxantes o provocación de vómitos. En el atracón, aunque aparece el disgusto y el sentido de culpabilidad, no se dan esos mecanismos compensatorios.

Entre los pacientes con obesidad mórbida se encuentran por lo menos un 30% de personas que sufren este síndrome.

No hay preferencia por lo que se come en ese momento compulsivo. Vale todo. No importa si es dulce o salado: se trata de satisfacer una especie de ansiedad interna. Se podría calcular que por lo menos un 20% de obesos padecen estos episodios. Se sospecha mayor incidencia femenina, aunque no se puede despreciar la incidencia que puede tener entre los varones.

El trastorno suele aparecer en la primera juventud y afecta por lo general —dice el Dr. García-Camba— a personas que se han sometido a dietas estrictas para adelgazar y que han sufrido recaídas. Y el malestar posterior proviene no ya de la cantidad que ha ingerido, sino de la evidencia de la pérdida de control durante esa ingestión.

También en el origen puede estar un hecho emocional significativo.

Criterios diagnósticos

Para que se hable del síndrome propiamente dicho, tienen que darse una serie de datos objetivos. Por ejemplo, que los atracones provoquen un malestar clínicamente significativo, con insatisfacción durante y después de los episodios y la preocupación por los efectos a largo plazo. Como decíamos, «oficialmente» los atracones deben producirse al menos dos días por semana durante un periodo mínimo de seis meses.

Una de las cuestiones que más puede llamar la atención es que los obesos con síndrome de atracón que se someten a alguna dieta para adelgazar, abandonan con mayor frecuencia el régimen y recuperan el peso perdido con mayor rapidez.

Además de las consecuencias para la obesidad, es muy frecuente que el atracón solape algún otro problema sumergido como estrés, ansiedad, o frustración. Ello llevaría a padecer un problema de control de los impulsos y a ese «comer emocional»

Para que haya auténtico síndrome, tienen que darse estos parámetros:

- **Comer en poco tiempo una cantidad muy superior** a la que la mayoría de la gente podría consumir en el mismo periodo.
- **Sensación de pérdida de control** (no puede parar de comer).
- Comer **mucho más rápido** de lo normal.
- Comer hasta sentirse **desagradablemente lleno.**
- Comer **grandes cantidades** aun sin hambre.
- **Comer a solas** para esconder la voracidad.
- **Sentirse a disgusto** con uno mismo después del atracón.
- El tratamiento debe basarse en **corregir la conducta compulsiva,**

S

quizá a base de sustituir las ideas de satisfacción del impulso, por otras más racionales y realistas

• Y para la prevención, habría que poner en marcha **programas dirigidos a niños y adolescentes que resten importancia a las dietas** y al peso y promuevan la **educación nutricional y un estilo de vida activo.**

Soluciones

Así como la bulimia y la anorexia tienen un tratamiento difícil y complejo, parece que el síndrome del atracón tiene solución y en un 80% de casos y obtiene buenos resultados. Como todo problema de control de impulsos, parece tratable con los inhibidores selectivos de la recaptación de serotonina. Son los que «reponen», podríamos decir, la pérdida del control de impulsos.

La diferencia con la bulimia

Como recogía el *Diario Médico,* el atracón es una entidad distinta de la bulimia nerviosa purgativa. La diferencia principal es que los enfermos de trastorno por atracón no utilizan ninguna estrategia compensadora (vómitos, laxantes, ejercicio) para purgarse tras haberse atiborrado.

Por otra parte, la dieta y la privación de comida es lo que lleva a comer como un buey (que eso significa bulimia). Sin embargo, en el síndrome del atracón no hay interés alguno por perder peso, sino que parece que son motivos emocionales los que llevan a buscar satisfacción en la comida, aunque después quieran ponerse a dieta. Otro punto que las distingue es que si la bulimia afecta mayoritariamente a las mujeres, el trastorno por atracón se presenta por igual en los dos sexos. Además, entre las bulímicas es más raro encontrar afectadas con índice de masa corporal alto, pero el trastorno por atracón es independiente del peso de la persona, aunque es más frecuente en personas obesas. La imagen corporal les preocupa menos que en la bulimia y suelen acumular varios intentos infructuosos de dietas para perder peso.

SINUSITIS

Sinusitis es, para entendernos, la inflamación por una infección de la mucosa que tapiza los senos. En este caso, los senos son las cavidades que tenemos en los huesos de la cara. Los más susceptibles de esta inflamación son los senos paranasales que están situados alrededor de la nariz. Tenemos dos senos frontales, situados por encima de las cejas, dos esfenoidales que están a los lados de la nariz y los dos maxilares que se sitúan en la parte baja de los pómulos. Hay que señalar también las celdillas etmoidales que constituyen realmente otro seno. Son pues cuatro a cada lado.

No se sabe muy bien qué función fisiológica cumplen y teorías hay muchas: desde que sirven para dar mayor resistencia a la arquitectura de la cara, hasta que están así estructurados para quitarle peso al macizo facial sin quitarle utilidad. En todo caso, esos senos que rodean la nariz necesitan que haya la correspondiente producción de moco y un drenaje suficiente gracias a los pelillos —cilios— que lo mueven. Pues bien, dos son los mecanismos productores de la sinusitis: o porque ese drenaje del seno no es suficiente —el orificio de salida del seno se obstruye— o porque se traslada al seno una infección próxima.

Puede decirse que en un 90% de los casos, la sinusitis se produce tras una infección catarral, o porque es muy fuerte o porque no está tratado. El resto de casos se producen, sobre todo, cuando se trata de los senos maxilares, por una infección dental. Una caries, un abandono de la boca, puede llevar la infección hasta los senos. También se deben citar las rinitis alérgicas, las anomalías anatómicas de la nariz o los pólipos nasales.

De hecho, puede calcularse que cerca del 5% de las infecciones respiratorias de las vías altas se complica con una sinusitis. Es problema amplio, ya que cada uno de nosotros sufrimos alrededor de cuatro infecciones respiratorias al año (seis por persona y año si se habla de niños). Si se tiene en cuenta la proporción de catarros que acaban en sinusitis, los especialistas calculan que por lo menos se producen un millón de casos anuales.

Aunque pueden producirse en cualquier época, son más frecuentes en otoño e invierno, es decir, cuando más incidencia tienen las infecciones respiratorias.

El proceso

El proceso es similar en todos los casos, independientemente del origen. La membrana que recubre el seno —y le protege— se inflama y produce una mucosidad que es distinta a la de la nariz. Como además la comunicación entre el seno y la nariz está por la parte de atrás, es fácil que esa mucosidad se advierta sobre todo por la garganta.

Uno de los primeros síntomas de la sinusitis es un singular dolor de cabeza, que duele más cuando uno se suena o tose. Pero especialmente cuando se suena, porque aumenta la presión que se ejerce sobre los senos Otro detalle inconfundible: duele más cuanto mayor es la secreción mucosa, es decir, por la mañana y a última hora de la tarde.

Recuerde que hay una sinusitis de tipo alérgico que provoca la inflamación de la mucosa; el resultado es el mismo: cierre de la cavidad, dolor de cabeza, dolor en la zona si se comprime, y fiebre.

La sinusitis aguda tiene una característica singular: se tose mucho por las noches, duele al tacto y en muchas ocasiones en la zona afectada surgen pequeñas rojeces.

La crónica, sin embargo, no tiene manifestaciones tan claras, aunque la tos y la mucosidad suelen estar presentes. Hay malestar general y muchas veces pérdida de apetito.

Tipos

Son muchos los tipos de sinusitis. Dentro de las agudas, por ejemplo, puede hablarse de la catarral. Como si fuera un brusco y enorme catarro y con dolor de cabeza especialmente por las mañanas, debido precisamente a la obstrucción de los senos.

- **La purulenta** suele ser consecuencia de otra infección de tipo vírico, como la gripe, por ejemplo. Se presenta como la catarral, pero con síntomas más marcados, con dolor más fuerte e incluso fiebre. El dolor se localiza en la zona del seno o los senos afectados.
- **La que proviene de la boca** suele surgir de una infección en el segundo premolar. Es imprescindible resolver el problema dental,

ya que puede estar abierto un pequeño canal entre el alveolo del maxilar y el seno, canal que de no cerrarse provocaría continuas infecciones.

- **La polisinusitis** se caracteriza porque la comunicación de los senos se establece teniendo como punto de distribución la fosa nasal. Si se infecta un seno, luego la infección pasa a otro y a otro.
- **La etmoiditis infantil** debe destacarse también como una forma de sinusitis que afecta al niño pequeño tras una infección de otro tipo. Su característica es que se le hinchan los ojos y sin embargo no hay nada que muestre que tiene afectados los senos nasales. En la nariz no aparecen síntomas.

Todas las sinusitis agudas pueden convertirse en crónicas si no se les pone remedio pronto y oportuno. Si se descuida, el peligro que entraña es que no solo queden afectados los senos, sino que la infección se infiltre en el hueso. Afortunadamente, desde el uso de los antibióticos, las complicaciones de las sinusitis prácticamente han desaparecido

A la hora de recetar un fármaco se valora cuidadosamente la relación riesgo/beneficio. El riesgo, conocido, puede despreciarse si el beneficio es mayor. Las molestias de estómago quizá sean despreciables frente a la posibilidad de eliminar una infección.

Una de las pruebas más curiosas que pueden hacerse —sobre todo a partir de los diez años de edad— es la llamada transiluminación de los senos o diafanoscopia. Se basa en ver —materialmente— dentro de una habitación oscura si los senos están libres o no. Basta con introducir una luz —diafanoscopio— en la boca del paciente, y ver cómo los senos vacíos traslucen y dejan ver algo de luz, mientras que si hay alguno afectado, no se ilumina.

Los especialistas señalan que en la sinusitis maxilar leve en pacientes normales, el tratamiento debe ser sintomático. En personas con sinusitis maxilar moderada, pacientes con pocas defensas y en el caso de sinusitis frontal o esfenoidal el medico señalará el tratamiento antibiótico oportuno.

SONAMBULISMO

En propiedad, la palabra quiere decir literalmente andar dormido. Así que todo lo que no sea eso, no es sonambulismo. Suele producir temor porque la sabiduría popular ha dado a los sonámbulos una serie de características que inquietan. Quede claro, en principio, que el sonambulismo es un trastorno del sueño, que no añade ni habilidad ni destreza a quien lo sufre, ni le proporciona ciencia infusa (porque hay quien dice conocer a gentes que en un proceso de sonambulismo lograron hablar un idioma que antes no conocían).

En su definición es ambular bajo los efectos del sueño. Es decir, caminar dormido. Y se debe insistir en la importancia de deslindar el sonambulismo de otros problemas del sueño. La realidad demuestra que es muy frecuente. Tanto, que entre los seis y los doce años, por lo menos uno de cada seis niños ha pasado alguna vez por esta experiencia. Y si hablamos de la población general, se puede afirmar que por lo menos un 3% de personas lo padece.

El por qué es difícil. Hay, sin duda, una tendencia familiar. O dicho de otra forma: hay familias de sonámbulos, como si fuera algo hereditario. Lo que si se sabe, porque se ha analizado en los laboratorios del sueño, es que en el sonámbulo se detecta algún fallo en el mecanismo del despertar, como si no despertara del todo.

Cuando alguien que es sonámbulo está en una de las fases profundas del sueño, puede recibir un estímulo interior o exterior. Entonces se produce un alertamiento incompleto. Una persona no sonámbula, ante ese estímulo, se despierta. Pero el sonámbulo se queda como si no hubiera despertado del todo. Tiene alertamiento incompleto, como si despertara solo su parte física. Hay una discordancia entre cómo se comporta el cuerpo y cómo lo hace el cerebro. Es un cuerpo despierto con un cerebro dormido.

Muchos niños que han sufrido procesos de este tipo, no vuelven a padecerlos a partir de la adolescencia; por eso hay quien habla de inmadurez cerebral.

Mitos

La sabiduría popular, que tiene más de popular que de sabiduría, ha creado muchas leyendas en torno a este fenómeno, como eso de que un sonámbulo es capaz de hablar una lengua que no sabe. O que no se les debe despertar.

El niño sonámbulo es muy sugestionable. Si se le encuentra por el pasillo y al hablar nos damos cuenta de su situación, se le puede conducir fácilmente a la cama sin más problemas. ¿Para qué queremos despertarle? No tiene utilidad alguna, porque obedece fácilmente, y despertar a alguien cuando está de pie, puede resultar de una brusquedad enorme. Las experiencias que se han hecho indican que suele medio despertarse, se acuesta y después no recuerda absolutamente nada.

Tampoco es cierto que pueda contestar preguntas sin inhibición alguna. Si se establece un diálogo es rudimentario, inconexo y casi nunca con contenidos profundos. El contenido, aparte de lo que diga, no tiene significación. No olvidemos que se trata de una conversación que parte de un cerebro dormido.

Y no tienen habilidades especiales. La prueba es que casi siempre que se descubre un caso de sonambulismo es por un golpe, un choque con una puerta, una silla, o una mesa. La destreza del sonámbulo depende de la duración del episodio. Si es corto, el sonámbulo está muy torpe. Si es largo, va adquiriendo cierta habilidad, como si recordara una habitación conocida. Si está en un lugar desconocido, la destreza es mínima.

¿Pueden ver si van con los ojos abiertos? No parece. Pueden mirar, pero el cerebro no procesa los datos que recibe a través de los ojos, y, por tanto, no elabora la visión. De ver, sería una visión mecánica y no asumida.

Importante

Lo primero si descubre que su hijo es sonámbulo, tranquilidad. Piense que el problema desaparece con los años. Es importante que el niño no se sienta distinto por ser sonámbulo. Debe tomar alguna medida de protección física —especialmente en ventanas— con algún cierre de seguridad que el niño no pueda abrir.

TAQUICARDIA

Palabra compuesta por taquis, que significa rápido (de ahí taquigrafía o escritura rápida) y cardia que se refiere directamente al corazón. Es la aceleración del ritmo cardiaco. Suele emplearse cuando el corazón normal supera los ochenta y cinco latidos por minuto. Es una de las arritmias más comunes. ***(VER ARRITMIA).***

TENSIÓN PREMENSTRUAL

Ocho de cada diez mujeres experimentan algún malestar anímico en los días que preceden a la regla. En su forma más grave afecta por lo menos a un 4% de todas las mujeres.

Parece ser una reacción excesiva a los cambios hormonales que se producen en el organismo. También dicen que se debe a los niveles de azúcar o a la carencia de calcio o magnesio. Se presenta con mayor frecuencia en situaciones de estrés, de agobios familiares o laborales. Aparece tristeza y uno de los síntomas más curiosos es que hay poca capacidad de concentración y una marcada tendencia a olvidar las cosas.

Lo que debe hacer

• Hay medidas de tipo dietético: **evitar en lo posible los azúcares** (los altibajos de azúcar en sangre no son convenientes), limitar el consumo de sal, (para no retener líquidos) y evitar el consumo de todo tipo de estimulantes (alcohol, café, tabaco...).

• **Comer cada tres horas.** Un grupo de pacientes que se sometió a una dieta de seis pequeñas comidas diarias a base de hidratos de carbono, indicaron que los síntomas se habían aliviado.

• Otros trabajos apoyan la idea de que las que **consumen café durante esos días previos a la regla tienen más probabilidad de sufrir el síndrome.**

• **Ejercicio moderado** y procurar alejar el fantasma del estrés. Para ello sería conveniente conocer **algún sistema de relajación.**

• En cualquier caso, **la visita al especialista** es la mejor recomendación.

ANTE UNA TORMENTA

• Estamos tranquilos en el campo y surge una tormenta. Rayos, truenos, lluvia torrencial. No es fácil que un rayo alcance a una persona, pero tampoco es imposible.

• Evite andar, navegar o caminar al lado de un río. Si puede, aléjese, al menos unos treinta metros.

• No se quede de pie ni tumbado en el campo en plena tormenta. Si no tiene más remedio que permanecer allí, póngase en cuclillas con la cabeza agachada y los brazos pegados al cuerpo y los pies juntos. No toque el suelo con las rodillas. Tampoco debe cobijarse bajo un árbol solitario o al lado de un seto. Aléjese de los árboles.

• Evite los postes de alta tensión. Si no puede y los tiene cerca, póngase en el punto medio entre dos postes.

• No permanezca cerca de superficies metálicas. Si tiene el coche cerca, puede meterse en el coche, pero baje la antena de la radio y cierre bien todas las puertas y ventanillas. Un coche abierto es peligroso. No aparque debajo de un puente. Y no se acerque a casas aisladas que no tengan pararrayos.

«EL» TORTÍCOLIS

Intencionadamente aparece el artículo masculino antes de la palabra tortícolis, una afección que nos empeñamos en poner en femenino. En el lenguaje coloquial todos hablamos de «la» tortícolis. Los especialistas, sin embargo, dicen «el» porque proviene de la expresión latina *tortis collis,* es decir, cuello torcido. Es quizá uno de los padecimientos más comunes y, menos los niños, todos tenemos experiencia de algún episodio de este tipo.

Las causas de este mal, tan molesto y doloroso como inoportuno, pueden ser muy diversas y abarcan desde alteraciones en las vértebras cervicales, a trastornos congénitos, pasando por enfermedades nerviosas, afecciones inflamatorias de nariz y garganta y, sobre todo, debido a problemas musculares.

Recordemos que los músculos voluntarios se contraen y relajan según las órdenes que recibe del cerebro. Imaginemos por un momento que un músculo se contrae con fuerza y se niega después a relajarse (es lo que se llama espasmo o tetania). Surge el dolor que todos lo hemos comprobado alguna vez en forma de calambre. Es por eso que una de las causas más frecuentes del tortícolis es precisamente esta: los músculos que mueven el cuello y la cabeza se contraen y por alguna razón no se relajan.

El dolor que acompaña a un tortícolis de origen muscular tiene su origen en dos factores distintos:

Por un lado, hay un espasmo muscular, violento, que, al ser mantenido en el tiempo, es doloroso por si mismo, ya que produce una especie de fatiga del músculo.

Pero por otro, la posición forzada a la que se somete a los huesos (en este caso los del cuello, las vértebras) durante un tiempo excesivo, también se hace dolorosa (estar en cuclillas no produce dolor en las piernas, pero si recorremos cien metros en esa postura, sí dolerán.)

Los factores que pueden predisponer a un tortícolis son muchos y de muy distinta índole. No podemos olvidar el mecanismo de acción muscular. Para que se produzca esta contracción mantenida sin la consiguiente relajación —tanto en el cuello, como en cualquier otro lugar— es necesario que la orden que llega al músculo por el nervio correspondiente se mantenga sin que le llegue la contraorden (le llega la orden porque estamos hablando de músculos voluntarios). Es decir, que puede haber un problema nervioso en la génesis del tortícolis. Por eso, en determinados estados de nerviosismo o de agitación nerviosa, no necesariamente patológica, puede aparecer este cuadro.

Otro factor determinante tanto de tortícolis como de otro tipo de calambre es la falta de preparación muscular. Y prueba de ello es que en muchas ocasiones se produce durante la realización de un ejercicio físico (a veces simplemente la marcha), para el que el músculo no se encuentra preparado. En ocasiones, basta un giro de la cabeza o un esfuerzo excesivo.

Muchos casos aparecen tras haber soportado una carga sobre los hombros o haberla levantado con los brazos.

En el mismo sentido se puede considerar como factor desencadenante de un tortícolis la debilidad muscular generalizada o la pobreza en la masa muscular.

El tortícolis suele aparecer en circunstancias muy concretas:

- Tras un período largo de inactividad o de fijación del músculo en acortamiento (eso que llamamos como dormir en una «mala postura»).
- Tras una exposición al frío —corriente de aire— que actúa sobre el músculo provocando su contracción (la tiritona no es más que la contracción muscular generalizada por el frío).
- Y la unión de los dos factores, que es en realidad la causa más frecuente.

Lo que debe hacer

- El tortícolis tiene su prevención que se basa, como es lógico, en **evitar los factores desencadenantes.**
- Es importante realizar ejercicios que pongan en **funcionamiento los músculos del cuello.** Evitará así no solo el tortícolis, sino los problemas de las vértebras cervicales. Con una gimnasia de cuello a base de girar la cabeza es suficiente.
- Muchas «malas posturas» durante el sueño no son tanto en la cama, en donde una almohada correcta es fundamental, sino en la cabezada que se da en el sillón después de comer. Ahí, la relajación muscular fuerza una distensión que se torna más tarde muy dolorosa. **Un pequeño almohadón donde reposar la cabeza puede prevenir ese tortícolis.**
- Una vez que se da el problema, conviene la visita al traumatólogo, sobre todo si es muy frecuente, puesto que puede ser la expresión de alguna carencia alimentaria —sales, por ejemplo— o significar algún problema nervioso. **Un relajante muscular mejorará los síntomas.**

SE TUERCE UN TOBILLO

Parece mentira lo que puede alterar un accidente tan aparentemente sin importancia como es una torcedura de tobillo.

Lo primero que debe hacer es evitar apoyar el pie afectado hasta que lo valore correctamente el médico ya que puede ser una torcedura o algo más serio.

Mientras tanto, ponga el pie en alto, apoyado sobre un almohadón o unos cojines. Aplique sobre la zona compresas frías y húmedas o una bolsa con hielo.

• No intente vendarlo por su cuenta. Solo debe vendar quien sepa hacerlo y después de conocer el alcance de la lesión.

• Con los vendajes se debe tener mucho cuidado. Se puede vendar en determinado momento y puede producirse poco después una hinchazón grande con lo que la compresión puede ser excesiva.

• Si no sabe vendar o duda por el dolor de que haya sido una simple torcedura, espere al médico y al posible examen radiológico.

• Si la torcedura es en un brazo o muñeca, inmovilícelos. Una articulación lesionada agradece en principio, el reposo.

URTICARIA

Tendemos a pensar que cuando se produce una urticaria se debe al consumo de algún alimento en mal estado. O a una reacción alérgica. Y no siempre es así. Hay muchos tipos de urticaria. Se define como una erupción en la piel, con pápulas y placas que producen picor intenso y que pueden cambiar de localización y de forma.

• **Causas.** Cuando consumimos un alimento en mal estado se producen molestias más o menos serias, pero no urticaria. Sin embargo, lo que ocasiona la urticaria suele ser algún aditivo perfectamente autorizado que se utiliza como colorante o conservante. No es pues una reacción ante un tóxico, sino una reacción alérgica.

Las causas pueden ser muchas, pero van desde una sustancia estacional a algunos alimentos —o aditivos de esos alimentos— y de forma más general, fármacos. El resultado es esa rojez que normalmente tiene zonas hinchadas, con edema y picor.

Hay una urticaria alérgica, que no se debe confundir con ese picor y esa rojez que surge cuando ponemos la piel en contacto con un metal no noble que produce alergia. Esa es una alergia de contacto.

También hay insectos y parásitos que la provocan. E incluso hay descritas urticarias emocionales.

• **Reacción.** El problema estriba en que no es fácil de determinar la causa de esa reacción alérgica. Suele establecerse, sin embargo, una relación causa—efecto, es decir, se relaciona el consumo de tal fármaco o tal alimento con la aparición de la urticaria, pero no es fácil conocer cuál es el componente real que la provoca. Tampoco es sencillo establecer un tiempo de duración. Ni se sabe cuándo y por qué volverá a presentarse.

No hay distinción entre la urticaria originada por un fármaco de la que se produce por un alimento. Suele presentarse dentro de las treinta y seis horas siguientes a la ingestión de la sustancia causante. Pero no puede establecerse una norma fija.

En muchas ocasiones, además de la urticaria se producen notables jaquecas.

Lo que debe hacer

• Según los especialistas, conviene someter a quien padece urticarias a la **dieta llamada olioalergénica,** que incluye alimentos específicos que no suelen provocar reacciones como **pavo, arroz, ruibarbo o manzanas.** Luego se pueden ir incluyendo poco a poco otros alimentos.

• Como toda reacción, debe **buscarse primero la causa que la provoca.** Si se logra identificar, debe eliminarse su consumo. Como normalmente es de tipo medicamentoso se puede utilizar otro que no contenga el elemento causante y consiga el mismo efecto.

• Normalmente el tratamiento es sencillo, a base de **antihistamínicos o lociones que calmen los picores** (talco mentolado, por ejemplo). Si se produce inflamación de mucosas o hay peligro de shock, debe acudirse a un centro sanitario.

• Al margen de reacciones puntuales, hay una urticaria crónica que se caracteriza por la aparición de habones de manera espontánea y recurrente. Solía tratarse con dosis altas de antihistamínicos —similar a un tratamiento potente contra una reacción alérgica— aunque no era útil para todos los enfermos. Hoy los especialistas acuden a un medicamento de la **generación de los anticuerpos monoclonales** que también es efectivo contra el asma.

VARICES

Una de cada tres personas padece algún tipo de variz, una de las afecciones casi exclusivas del género humano. Afectan, sobre todo, al sexo femenino y tenemos la idea de que su incidencia va en aumento.

Según el Dr. José Román Escudero, jefe de Servicio del Hospital San Pau de Barcelona y presidente de la Asociación Cuida tus Venas, «no hay una mayor incidencia, aunque sí estamos viendo que aparecen a edades más tempranas, quizá por la vida sedentaria —trabajos constantes con ordenadores—, falta de ejercicio y la creciente obesidad.

Hay pocos datos epidemiológicos en este sentido. Quizá el más llamativo es el del estudio que se hizo entre pacientes que acudían al médico de cabecera, en un determinado día. Entre ellos, había un 60% que padecía varices. Pero si hablamos de la población general, se puede calcular que hay alrededor de un 20% de varicosos.

No toda vena visible es una variz, debe de quedar claro. Es cierto que en cuanto vemos la vena en una pierna pensamos en varices pero puede realmente no serlo. A esa vena visible en el brazo no le damos la misma consideración.

Si se sospecha que realmente hay una variz, se debe acudir al médico para que realice el diagnóstico correcto y valore la situación, con ecografía o con lo que sea preciso. Se trata de comprobar que alguna válvula no está cumpliendo su función y tomar después la decisión de cómo hay que resolver el problema.

Lo importante —insiste el Dr. Escudero— es tomar conciencia de que se trata de un problema serio, y no solo un problema estético. No podemos olvidar que la variz y la trombosis tienen una base genética común.

Cuando se habla de los porqués de las varices, hay que acudir al estudio realizado en el Hospital San Pau y que ha sido premiado internacionalmente, sobre la heredabilidad de las varices. Se llegó a la conclusión de que se heredan en el 85% de los casos. De ahí se puede deducir que los otros factores —de tipo ambiental o postural— tienen ya muy poca influencia.

Con una base genética tan alta no podemos actuar de una forma eficiente sobre otras causas ambientales o sociales, como puede ser el embarazo en las mujeres. Es el embarazo y la constitución femenina la que inclina la balanza estadística en contra de ellas. El hombre tiene mayor actividad física, tiene menos grasa, hace más ejercicio.

Hay algunos factores que favorecen la aparición de varices. El primero es permanecer mucho tiempo de pie. Si a eso se añade una postura estática, es decir, sin flexiones de las piernas, el riesgo es aún mayor. Otro factor importante es la obesidad. Y, como hemos dicho, el embarazo. Y es que al aumentar la presión abdominal se hace más difícil la circulación de retorno y aumenta la presión sobre las piernas.

La embarazada debe dormir de lado, y a ser posible sobre el lado izquierdo para no presionar la vena cava. Se deben evitar elementos que ciñan las piernas para que no se dificulte el drenaje venoso. Ligas, fajas, etc., si afectan a las piernas, son perjudiciales para las varices. Por la misma razón no es recomendable que una mujer embarazada cruce las piernas. La presión de una sobre otra entorpece la circulación.

Prevenir. Evitar la postura estática durante mucho tiempo. El ama de casa favorece —al estar siempre en pie, con postura muy parecida— la aparición de las varices.

Cada dos horas debe descansar cinco o diez minutos. Sentarse en una silla, por ejemplo y poner los pies ligeramente en alto.

En el embarazo, meter los pies en agua fría por la mañana y por la noche.

Es muy aconsejable el clásico ejercicio de la bicicleta. Tumbada en una cama o en el suelo, eleve las piernas e imite un pedaleo. Es cuestión de voluntad y no de tiempo. Todos podemos perder unos minutos para caminar en esa bicicleta imaginaria. Y recuerde: si está embarazada, duerma de lado.

En el hombre. Durante mucho tiempo se han considerado las varices como un problema exclusivamente femenino. De hecho, el varón no consulta y por cada nueve mujeres que acuden el especialista, solo lo hace un varón. Y esto determina que, por regla general, el varón llegue a las consultas cuando ya padece alguna patología severa. Son especialmente proclives aquellos profesionales que permanecen mucho tiempo en pie como profesionales del comercio, los de cadenas de montaje, hostelería, dentistas, cirujanos, profesores, farmacéuticos... Si además el trabajo se acompaña de calor, el riesgo aumenta. Y ahí se podrían encuadrar cocineros, panaderos, reposteros, trabajadores de hornos de fundición, de pintura, de vidrio... Por si fuera poco, puede existir también un factor mecánico ligado a la obesidad. El sobrepeso puede generar un estancamiento venoso por compresión que puede provocar varices e incluso tromboflebitis.

El sedentarismo es otro de los problemas y otro de los factores de riesgo.

Lo que debe hacer

El decálogo con consejos que el especialista, Dr. Santos Gastón, propone son estos:

1. Dormir con las **extremidades elevadas.**

2. Al sentarse, procurar que las piernas conserven una cierta movilidad. Lo importante es que la **sangre venosa no quede retenida** en las dilataciones varicosas.

3. Obligarse diariamente a una **gimnasia anti-estancamiento.**

4. Caminar diariamente media o una hora como mínimo sobre un terreno preferentemente blando; el cemento es inadecuado para la marcha, sobre todo en época de calor.

5. Practicar la natación en agua fría. Al igual que la marcha, el footing, ir en bicicleta, el esquí de fondo y el remo son favorables.

6. El baloncesto, atletismo sin preparación, alpinismo, tenis, y maratón son deportes desfavorables. El tenis tampoco es muy aconsejable por los cambios de ritmo que impone el juego. Al acelerar y desacelerar se pueden deteriorar las válvulas.

7. El bronceado inmóvil al sol es nefasto y se debe desaconsejar, ya que la exposición solar produce una vasodilatación que puede agravar la insuficiencia venosa y favorecer la aparición de varicosidades y microvarices.

8. Evitar permanecer pegados a la calefacción o en ambientes de elevada temperatura (en el domicilio o en el trabajo). En este supuesto sería aconsejable que neutralizara ese calor con la aplicación de terapia fría vasoconstrictora.

9. Terminar el baño o ducha con chorros de agua fría, un minuto en cada pierna.

10. En el hombre es suficiente un calcetín especial hasta la rodilla. Si se tienen varices importantes, debería llevar una media de compresión.

VENDAJE

Para que no se mueva, deje sobresaliendo el pico del extremo de la gasa. Dóblelo sobre la primera vuelta y sobre él pase ya la segunda vuelta. Quedará perfectamente fijado.

No debe apretarse. Basta que las primeras vueltas no tengan holgura para que las últimas ya resulten suficientemente ajustadas. Para fijar la venda al acabar el rollo, se puede partir el extremo en dos y se hace un nudo alrededor de la extremidad que estamos vendando. También se puede fijar en su final con cinta adhesiva.

Para vendar una parte del cuerpo que reduce su volumen como el brazo o la pantorrilla se puede utilizar una espiral cerrada. En la primera vuelta, acuérdese de dejar el pico del extremo de la vuelta fuera, doblarlo y poner sobre él la segunda vuelta. Después, dé vueltas a la venda de manera que no se vea nada de la piel o la gasa, siempre pisando el borde de la vuelta anterior. Amarre al final la venda como dijimos antes.

Para vendar una herida cerca de una articulación o sobre ella misma —un codo o una rodilla— se utiliza un vendaje en forma de ocho: fije la venda cerca de la rodilla. Asegure el apósito con las primeras vueltas de la venda. Cubra la gasa con una vuelta por encima de la articulación y otra vuelta por debajo.

La venda en forma de ocho permite el juego articular. Este tipo de vendaje puede utilizarse también para vendar la palma de la mano.

Hay un vendaje que se llama de vuelta recurrente que se utiliza por ejemplo para vendar la punta de un dedo. Extienda el dedo. Comience el vendaje en la base del dedo. Cubra el dedo con la gasa longitudinalmente, de la base a la punta, y siga hacia la base contraria. Sujete con la mano y haga la operación inversa. El dedo está vendado, pero sin sujetar. Ahora fije la gasa haciendo un vendaje en espiral alrededor del dedo. Luego fije el vendaje en la base.

VERRUGAS

No hace falta describirlas. Todos conocemos ese bultito que sobresale de la piel, que no suele tener la más mínima importancia y que a veces puede molestar por el roce o por su localización. Son las verrugas, que científicamente se definen como tumores benignos que se manifiestan como un engrosamiento de forma redondeada o plana que sobresale en la piel.

Aunque nos parezca que la verruga es permanente y se instala de forma definitiva, debemos saber que se trata de una infección por el virus papova, el del papiloma humano. Al ser un virus puede deducirse que es muy frecuente y que el contagio puede igualmente ser de una parte a otra del cuerpo o de una persona que tenga verrugas a otra. El virus lo que hace realmente es estimular el crecimiento de las células de la piel en la zona en donde actúa.

La mayoría de las verrugas no causan problema alguno. Puede afectar a todo tipo de personas y edades. Y prueba de ello es que se calcula que al menos el 40% de individuos tienen alguna. Pero dado que es una infección vírica, son más propensos aquellos que sudan en exceso, o que por su dedicación deportiva van descalzos en piscinas y gimnasios, es decir, en ambientes húmedos. También es fácil que se tenga alguna verruga como recuerdo del embarazo. Se sospecha que los adultos llegan a adquirir una cierta inmunidad frente a ellas.

Aunque son muchos los tipos de verrugas, se distinguen fundamentalmente, cuatro:

- **Las comunes o vulgares:** son las que todos conocemos, redondeadas, de color más oscuro que la piel, que pueden aparecer en cualquier parte del cuerpo, aunque en los primeros años suelen surgir en las manos. Es más frecuente en gente joven.
- **Las planas:** Aparecen como una escama, como una superficie plana pegada a la piel y suelen ser de su mismo color. A veces adquieren un tono amarillento. Suelen ser lisas. Aparecen en la cara y en las piernas, especialmente en la corva y pantorrilla. No son frecuentes en los adultos.
- **Las plantares:** Merecen una especial atención, porque al surgir en la planta del pie sufren la presión al caminar y entonces la proliferación de las células que provoca el virus se produce hacia adentro. Suelen causar molestias, a veces tan insoportables, que se acude al especialista para que las elimine, normalmente con electrocoagulación (bisturí eléctrico) o con láser. Muchas veces se habla de este tipo de lesiones como de un papiloma, como si fuera algo ajeno a la verruga.

• **El condiloma.** Se trata de la verruga genital y puede ser un problema grave. Se le ha llamado de muchas maneras: condiloma, condiloma acuminado, verrugas venéreas o virus del papiloma. Suele presentarse en forma de verruga. Cuando surge así y aparece en lugar visible, como en el pene, no plantea dificultades de identificación. Sin embargo, puede tratarse de una verruga plana y situarse en la parte interna de los genitales femeninos, con lo que no hay rastros visibles de la infección. No se ve y esa infección puede seguir evolucionando. Uno de los problemas que puede provocar es el cáncer cervical. Se sabe que más del 15% de pacientes con cáncer genital tienen condilomas. Quienes padecen condilomas o verrugas, desarrollan un cáncer alrededor de quince años antes que los que no los tienen. No es que el virus origine el cáncer, pero hoy se sabe que es condición indispensable para que el tumor se desarrolle. Por eso se recomienda la vacunación contra ese virus antes de que se inicie la actividad sexual.

Cuándo ir al médico

Por supuesto todo tipo de verruga en manos del dermatólogo tiene fácil solución. En cualquier caso, si aparecen síntomas de que la verruga se ha infectado (duele, está hinchada, enrojecida y caliente) debe acudir al médico. Y también, si sangra por el roce y molesta; si surgen en regiones genitales o anales; y si de pronto se advierte algún cambio en tamaño, forma, o si empiezan a doler.

Los remedios caseros

Hay cientos de remedios caseros y el saber popular sostiene que todos funcionan. Y puede ser cierto, ya que las verrugas pueden desaparecer de forma espontánea (se calcula que a los dos años de surgir). De ahí que hayan proliferado muchas creencias, desde frotar la verruga con ajo (el ajo es antibiótico, así que nada puede contra el virus) a untarla con aceite de ricino, pasando por poner sobre la verruga el jugo lechoso del tallo de la planta diente de león. Hay quien apela al «ahogar» la verruga, ciñéndola por su base con un hilo, fuertemente, para que se seque. No juegue. En la farmacia hay remedios comprobados.

ZUMBIDO DE OÍDOS

Los expertos señalan que en España hay cerca de nueve millones de ciudadanos que padecen este problema que se puede traducir en que de manera constante están oyendo un ruido molesto en sus oídos. Puede ser ruido, puede ser un silbido, puede ser un pitido. Pero así las veinticuatro horas. Aunque no todos lo padecen de forma permanente, son muchos los que a ratos, se les presenta ese pitido molesto y que en muchas ocasiones no tiene más soluciones que acostumbrarse a vivir con él.

Nosotros lo llamamos zumbido de oídos. Técnicamente se llaman acúfenos o *tinnitus.*

Hay quien sostiene que pueden ser anuncio o síntoma de sordera, aunque en muchas ocasiones no son más que eso: ruidos internos que el individuo oye, siente, y que no están producidos por causa alguna. Lo produce interiormente el propio individuo por una disfunción del oído, concretamente del laberinto o clóquea; una disfunción en las células que transforman la vibración que llega al oído, en el impulso nervioso que llega al cerebro y que se transforma en sonido. Es, según los científicos, un estado de excitación o alteración del sistema auditivo que provoca una actividad anómala y espontánea de este.

Aunque hay algunos zumbidos de tipo objetivo que se originan en alteraciones musculares, la gran mayoría son una percepción subjetiva y no proceden de ningún sitio extraño sino de nuestro propio organismo. Pueden ser, según el profesor Poch Broto, consecuencia de una exposición prolongada al ruido y pueden ser también manifestación de una tensión arterial elevada. Se achacan a padecimientos anteriores de oídos, otitis infantiles que luego pasan la factura de esta forma.

En principio, todos podemos padecerlo. No se suelen producir en la infancia y son más comunes en la vejez. En la casi totalidad de casos, solo los percibe el paciente.

Soluciones

Aunque no parece sencillo, después de un análisis amplio y un estudio exhaustivo se pueden tratar con alguna eficacia en el 80%

de los casos. Su tratamiento requiere medidas higiénico-dietéticas, de apoyo psicológico, de enmascaramiento del ruido y también de ayuda de agentes farmacológicos.

Uno de los sistemas que hay cuando el zumbido es rebelde es lograr que quien lo sufre se acostumbre a él, enmascarándolo. Se trata de paliar el ruido con otro de tipo más agradable y que por ejemplo permita el sueño. Imagínese con un auricular que le proporcione una música relajante. También hay especialistas en un entrenamiento auditivo que se basa en evitar la percepción consciente del zumbido o del ruido, es decir, lograr que el paciente se acostumbre a ello y no lo vea como un problema. En los casos en que los acufenos provengan del estrés, el tratamiento de esa ansiedad mejora notablemente su calidad de vida. Y por último, suelen recomendarse fármacos contra la ansiedad que permiten mejorar toda su situación general.

Lo que debe hacer

En una reciente campaña para divulgar este problema —no grave, pero que sí interfiere claramente en la calidad de vida— se dan estas recomendaciones:

- **Evitar los ambientes ruidosos,** volúmenes altos o sonidos directos.
- **Controlar la presión arterial** y disminuir el consumo de sal.
- **Hidratarse** adecuadamente y evitar tabaco, alcohol y sustancias excitantes.
- **Practicar ejercicio** para mejorar la circulación y evitar el sobrepeso.
- **Evitar el estrés y la fatiga.**
- **Distraer la mente** y procurar no obsesionarse.
- **Procurar dormir bien**.